JN042927

プチナース

急性期実習に使える!

周術期看護
クイックノート

著 北島泰子、中村充浩

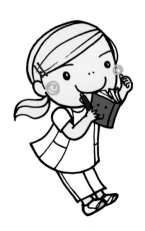

照林社

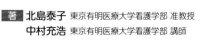

■著■ **北島泰子** 東京有明医療大学看護学部 准教授

中村充浩 東京有明医療大学看護学部 講師

　周術期の実習では、「患者さんの変化が早くてついていけない」という学生さんの声をよく聞きます。おっしゃるとおりです。でも、ついていかなくてはならない現実が待っています。学生さんは眠る時間を削って翌日の看護計画を立てたり、看護技術の手順書をつくったり、また、実習指導者さんにつっこまれたときに答えられるよう必死に勉強します。とても大変です。

　しかしこんな場面があります——前日にしっかり勉強して、手順書もつくって、準備万端で実習に臨んだのに、指導者さんの質問に対する答えが出てこない。「え〜と」、「あ〜、なんだったっけ？」などと言っているうちに「ちゃんと勉強してこないと実践できませんよ」などと言われてしまう——学生さんにとって最も悲しい場面です。「あんなに寝ないでがんばったのに……」と。

　本書は、そんな学生さんを助ける1冊です。本書をポケットに入れて実習に臨めば、いつでも取り出して何度でも予習・復習ができます。忘れてしまった答えも、本を開くことで思い出せます。学生さんの努力が最も悲しい場面とならないように、本書を活用していただければ幸いです。

2023年4月

著者代表　北島　泰子

CONTENTS

[装丁]ビーワークス
[本文デザイン・DTP]林慎悟（D.tribe）、株式会社ウエイド
[表紙・本文イラスト]ウマカケバクミコ
[本文イラスト]Igloo*dining*、今崎和広、村上寛人、日の友太

本書の特徴と使い方

● 本書は、急性期実習で受け持つことが多い周術期の看護について、とくに術前から術後までを経過別に「実習で必要とされる知識」に絞ってまとめています。

● この1冊を実習時に携帯しておくことで、ケアを実施するとき、アセスメントをするとき、実習指導者に質問されたときなど、実習中のあらゆる場面で役立ちます。

実習でよく質問される内容は 根拠 マークつき

> 根拠 術中に便による創部汚染を予防するため。とくに腸管の手術では、排便が十分でないと便が腹腔内に流出し感染を引き起こす危険があるため。

ケアの注意点には 注意 マークつき

> 注意 ●適切な履かせかたができていないと、強い圧によって血行障害を起こす恐れがある。
> ●ストッキングによる圧迫によって下腿表面に皮膚トラブルが生じやすいため、1日1回は必ず弾性ストッキングを脱いだ状態で観察を行う。

特に気をつけたいポイント・大切なポイントは マークつき

> Check
> ●服薬は手術に多大な影響を及ぼすことがあります
> ●術前の服薬方法は、患者さんが正しく理解し、正しく服薬できているか、繰り返し確認しましょう

本書に、実習中に気づいたこと、見学した内容、質問された内容なども書き加えて、オリジナルの実習ノートにしましょう！ そうすることで国試対策にも使える1冊になります

第1章

ここがポイント！
周術期実習

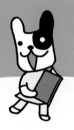

実習で受け持つことが多い周術期の患者さんは、
状態がめまぐるしく変化するため
学生さんの「大変」「ついていけない」という声をよく聞きます。
しかし、手術を受けた患者さんの一般的な回復過程とその看護を
しっかりと頭に入れてしまえば、それほど恐れる必要はありません。
まずは第1章でポイントを確認しましょう！

周術期実習の
特徴とねらい

- 周術期は、手術前・手術中・手術後の期間のことを指し、周手術期ともいいます。
- 手術各期の看護を学ぶのが周術期実習のねらいであり、近年在院日数の短縮が進むなか、患者さんのスムーズな回復を支援する必要があります。

■手術各期で学びたい看護の内容

各　　　期	看護の内容
手術前	● 術前オリエンテーション ● 術前の訓練 ● インフォームド・コンセント ● 術前の検査、服薬・飲食制限、必要物品の準備 ● 術直前の処置　など
手術中	● 手術室入退室時の引き継ぎ方法 ● 患者さんの安全確保の方法 ● 術中の体位、出血量、侵襲の程度などの把握 ● 手術室看護師の役割 ● 手術室環境について　など
手術後	● 術後ベッドの準備 ● 術後の観察（モニタリング） ● 術後の合併症予防 ● 早期離床 ● 退院指導　など

周術期実習の
実習場所の特徴

●病院（病棟）は高度急性期・急性期・回復期・慢性期の４つの機能に分けられています。
●周術期の患者さんを受け持つ実習は、おもに高度急性期・急性期の機能をもつ病棟で行われます。
●在院日数の短縮化により、術前の看護においては外来の役割も大きくなっています。

■病院（病棟）の機能の種類

種　類	機能の概要
高度急性期	●急性期の患者に対し、状態の早期安定化に向けて、診療密度がとくに高い医療を提供する機能 ※救命救急病棟、集中治療室、ハイケアユニット、新生児集中治療室、新生児治療回復室、小児集中治療室、総合周産期集中治療室など
急性期	●急性期の患者に対し、状態の早期安定化に向けて、医療を提供する機能
回復期	●急性期を経過した患者への在宅復帰に向けた医療やリハビリテーションを提供する機能 ●とくに、急性期を経過した脳血管疾患や大腿骨頸部骨折等の患者に対し、ADLの向上や在宅復帰を目的としたリハビリテーションを集中的に提供する機能（回復期リハビリテーション機能）
慢性期	●長期にわたり療養が必要な患者を入院させる機能 ●長期にわたり療養が必要な重度の障害者（重度の意識障害者を含む）、筋ジストロフィー患者または難病患者等を入院させる機能

厚生労働省 医政局地域医療計画課：地域医療構想について. https://www.mhlw.go.jp/content/10800000/000516866.pdf（2023/01/03閲覧）より作成

入院時の
情報収集とアセスメント

●ここでは、入院時の患者さんから収集すべき情報（アナムネ聴取）とアセスメントについてゴードンの機能的健康パターンに沿ってまとめました。

■入院時の情報収集とアセスメント

健康知覚・健康管理パターン	●情報：病気をどのようにとらえているか、今まで適切に受診していたか、薬は自分で管理できていたか、暴飲暴食、飲酒、喫煙をするか　など
	●アセスメント：患者さんが術前の禁飲食や清潔行動ができるか、術後の早期離床などを理解して行動できるかをアセスメントして看護計画を立てる
栄養・代謝パターン	●情報：入院前の1日の食事回数、食事の量、肥満かるい痩か、黄疸はないか、浮腫や腹水、皮膚の張りや髪の毛のつやはあるか　など
	●アセスメント：必要摂取カロリーを摂っているのに栄養状態が悪いのか、または栄養過多なのか、後に得る血液データと合わせてアセスメントし、外科的糖尿病、縫合不全や感染、創傷治癒遅延のリスクに備える

排泄 パターン	●情報：1日の排尿回数、就寝後の排尿回数、排尿困難、尿失禁、前立腺肥大の有無、1日の排便回数、日頃の便の性状、便失禁の有無、緩下剤等の薬剤使用の有無、排泄行動が自立しているか、おむつや尿パッドの使用の有無、膀胱留置カテーテルを留置しているか、人工肛門を造設しているか　など ●アセスメント：入院前の排泄パターンを把握し、術後の膀胱留置カテーテル抜去のタイミングを図ったり、抜去後の排尿異常を早期に発見する指標とする。術後の排便コントロールやイレウスの早期発見に活かす
活動・運動 パターン	●情報：入院時の歩きかた、ベッドの乗り降りや荷物整理の動作、日常生活で公共交通機関を利用しているか、自転車に乗れるか、ジムに通っているか、動作時に苦しくないか　など ●アセスメント：年齢相応の活動ができているかをアセスメントし、術後の離床の目標設定や離床方法の選定に活かす
睡眠・休息 パターン	●情報：入院前の睡眠時間、起床時間、就寝時間　など ●アセスメント：入院生活が入院前とかけ離れていないか、入院がストレスとなっていないか、ストレスが休息に影響していないか、休息がとれないことで交感神経優位となっていないかなどをアセスメントし、入院環境を整える際に活用する
認知・知覚 パターン	●情報：看護師とのやり取りから、聞こえるか、話せるか、理解できるか、資料などの文字が見えるか、読めるか、補聴器や眼鏡の使用の有無、身体の痛みやかゆみの有無　など ●アセスメント：見る、聞く、話す、理解力などの機能が十分はたらいているかアセスメントし、術前訓練、術直後の意思疎通、早期離床、退院指導などを伝達する方法の選択に活かす

自己知覚・ 自己概念 パターン	●情報：入院時の服装や身だしなみ、外観に気を配っ 　ているか、手術によって創部ができることをどう思っ 　ているか　など ●アセスメント：患者さんが自分の容姿や外見の価値 　をどのようにとらえているかアセスメントし、手術 　によるボディイメージの変容がもたらす自尊心の低下 　などに対する看護計画に活かす
役割・関係 パターン	●情報：家庭内での役割、職場での役割　など ●アセスメント：入院によって果たせていない役割は 　一時的なものか、手術後にその役割に戻ることがで 　きるのか、役割を失うのかをアセスメントし、社会的 　資源の活用や精神的ケアに活かす
性・生殖 パターン	●情報：疾患と術式、年齢、子どもの人数、妻や夫、パー 　トナーがいるか　など ●アセスメント：手術によって生殖能力を失うか、性行 　動に何らかの問題が生じることが予測される場合に 　は、ほかの【自己知覚】【役割】などのアセスメント結 　果と合わせて術前から精神的なケアに活かす
コーピング・ ストレス耐性 パターン	●情報：入院時の表情、動作、看護師の問いかけに対す 　る受け答え、理解力　など ●アセスメント：環境が変わって緊張しているか、過緊 　張で話を聞く余裕がないなどをアセスメントし、術 　後せん妄のリスクに備える
価値・信念 パターン	●情報：自分が最も大切にしていること、術後にやりた 　いと思っていること　など ●アセスメント：これらの情報を術後の回復を促進す 　る際に目標として掲げるなど、患者さんの励みにな 　るよう活用する

周術期実習の
実習記録のポイント

実習記録でよく挙がる悩みについて、ポイントを紹介します。

 悩み 日々の変化が早く、回復室での看護も手早く進んでいくので、観察ポイントをおさえて情報収集するのが大変でした

 術後の変化は術前から予測しやすいという特徴があるので、患者さんの回復過程や起こりうる合併症を予習しておきましょう

- 周術期では、数分から数時間単位で患者さんの状態が変化していきます。この患者さんの回復過程は急激ですが、正常な回復過程でも正常でない回復過程でも「予想どおりの回復過程」であるということができます。

- つまり、患者さんの術直後からの変化は、手術前からある程度予測できる変化なのです。ですから、この本の内容をよく予習して、いつ、どこを、どのように観察すればいいのか（情報収集すればいいのか）あらかじめ確認しておくことで、患者さんの変化に振り回されることが少なくなります。"備えあれば憂いなし"です。

- 患者さんの病状が悪化した場合も変化は急激ですが、術後に起こりうる合併症も術前から予測することができます。患者さんの疾患や術式ごとに起こりやすい術後出血などの合併症をあらかじめ確認しておけば、病状が悪化した場合でも振り回されることは少なくなるはずです。

悩み 周術期は回復が早く展開が早いので、実習記録を書く際に看護目標を設定するのですが、毎日変わってしまい目標を立てるのが大変でした

ポイント
- ●周術期は夜の間にも状況が大きく変わります
- ●朝のうちに最新の情報を収集し、看護目標や看護計画を修正しましょう

●看護目標や看護計画は、前日までに患者さんから収集した情報をもとに立案しますが、周術期では患者さんの状態が一晩のうちに大きく回復したり悪化したりすることはめずらしくありません。当日の朝になって「昨日夜遅くまで書いた看護目標や看護計画が、今朝の患者さんに合っていない！」とパニックになることが多くあります。

●しかし、そんなときでも慌てることはありません。自分の看護目標や看護計画が患者さんに合っていないと気がつくことができているあなたは、すでに修正の必要性を理解できているからです。すぐに患者さんの最新の情報を収集し、患者さんの今の状態に合った看護目標と看護計画に修正しましょう。

●周術期の患者さんの状態は短時間で大きく変わるので、とくに朝の情報収集が重要となります。前日までの患者さんの状態とどこがどう違っているのかすばやく情報収集して、看護目標や看護計画を修正する材料としましょう。

悩み 患者さんは夜間にも回復しており、計画を立案しても、次の日の患者さんの状態と自分の考えた計画が乖離(かいり)してしまいました

 ポイント 夜間など、自分が患者さんのそばにいない間の患者さんの変化にも目を向けて、看護計画や看護目標を立案してみましょう

- 在院日数がどんどん短くなるなか、患者さんにとって入院中の1分1秒すべてが貴重な治療や回復の時間です。それは、学生さんが家に帰ってから次の日に患者さんに会うまでの時間も同様です。患者さんはテレビを見ていたり、ご飯を食べたり、夜寝ている間ですら、回復しているのです。自分の考えた計画と乖離してしまうのは、「自分が患者さんのそばにいない時間に、患者さんに起こる変化」に十分目を向けられなかったためかもしれません。

- 計画的に実施される手術は、術後の経過まである程度予測が可能です。この「術後の経過」をしっかり予習して頭に入れて、実習終了後から次に患者さんに会うまでの間にどんな変化が患者さんに起こるのかも予測してみましょう。予測した患者さんの状態をもとに看護計画や看護目標を立案すると、乖離の度合いをより小さくすることができます。

悩み 術後合併症のアセスメントが難しかったです。術後に考えられるリスクなど、どの段階で評価しどの状態で達成とするのか、教科書どおりに行きませんでした

ポイント 患者さんにいつまでに、どうなってもらいたいかを考えます。「こうなってもらいたい」が目標となり、「いつまでに」がその目標の評価日となります

◉ ここでは、術後合併症の無気肺（むきはい）を例に挙げて評価の段階と達成かどうかの判断について説明します。

◉ 無気肺は術後に起こる合併症ですが、術前から予防していく必要があります。そこで、学生さんは手術を受けるより前に患者さんに排痰法や口（はい）すぼめ呼吸などの方法を獲得してほしいと考えるでしょう。手術当日より前の「この日」までに患者さんにできるようになってほしい、と思う日を「評価日」として挙げ、この日に目標が達成できたかどうか評価します。

◉ 術後は術前に獲得した方法で痰を出すことができるかどうかが問題となってきます。手術当日は無理かもしれませんが、無気肺を予防するためには、せめて術後1日目に実際に排痰してほしいと学生さんは思うでしょう。そうであれば、術後1日目を「自分自身で排痰ができる」という目標の評価日とすればよいのです。

◉ 目標が達成できたかどうかを判断するには、目標を達成するための看護計画に沿って看護を実践した結果、目標とした内容どおりになったかどうかを見ればよいのです。目標とした内容どおりになったとすれば「目標達成」です。

悩み 術後の患者さんが話せない状態だったので、家族のこと、家のこと、退院後のことなどを聞けず、退院をめざす看護計画を立てにくかったです

ポイント 話を聞く以外の方法で情報収集して、看護計画を立案しましょう

● 近年、在院日数の短縮によって、退院支援は入院した直後から開始されることが当たり前になっています。退院支援では患者さんから話を聞いて問題やニーズを明らかにしますが、例えば急に家で倒れて救急搬送されすぐに手術となった場合などでは患者さんから情報収集することはできません。

● しかし、このような場合でも、日々の観察から情報を収集して退院支援に関する看護計画に活かすことができます。例えば、体型ががっしりしていて筋肉がしっかりしている患者さんであれば、日ごろから運動習慣があったことがうかがえます。ADL向上のために回復過程から退院後も運動を取り入れる看護計画を立案し、QOL向上をめざしてもよいでしょう。

● 聞くことだけが情報収集の手段ではありませんので、聞けなかったからといって看護計画の立案をあきらめるのではなく、聞くこと以外から得られた情報を活用して退院後の看護計画を立ててみましょう。

情報は聞くこと以外からも得られるよ

手術を行う患者さんの経過と
必要な観察・ケアが
ひとめでわかるMAP

経過		手術前日
手術侵襲による生体反応（ムーアの分類）(P.66〜67)		──
患者さんの状況 （患者さんに装着されている もの）	点滴（輸液ポンプ）	
	酸素	
	心電図モニタ	
	自動血圧計	
	SpO₂モニタ	
	胃管	
	創部ドレーン（開放式、閉鎖式）	
	創部ドレッシング	
	硬膜外麻酔	
	膀胱留置カテーテル	
	弾性ストッキング	
	フット（カーフ）ポンプ	
術後合併症の予防、早期発見、 回復のための観察	意識レベル	
	術後出血	
	急性循環不全	
	呼吸器合併症	高↑
	深部静脈血栓症	中➡
	術後感染	高↑
	急性疼痛	
	急性腎不全	
	イレウス	
	早期離床	高↑
	精神状態	高↑

＊「術前」の「 高↑ 」、「 中➡ 」、「 低↓ 」は合併症発症のリスクではなく、予防のため
　のケアや観察の重要性を示すものである。

● 状態の変化がめまぐるしい手術前日から術後３日目までの、患者さんの状況と注意すべき術後合併症の一般的な発症時期を表にまとめました。

● 全身麻酔下で開腹手術を受けた患者さんの一般的な経過を基準に、患者さんの状況を赤線で、観察やケアの重要性を 高↑ 、中→ 、低↓ で表しています。

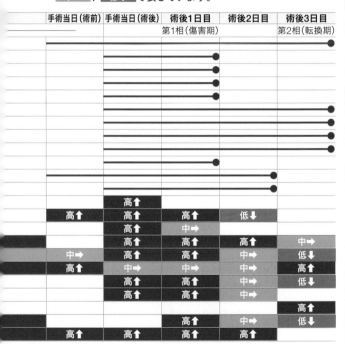

注意　既往に糖尿病、高血圧症、抗凝固薬の内服などがあると、経過や観察・ケアの優先順位が変わる。また、受けた手術によって、その手術特有の合併症があるので、患者さん全体をアセスメントしたうえで優先順位を考え、観察を行う。

資料 # クリニカルパスとは

- クリニカルパスは、ある疾患の治療や検査に対して標準化された患者さんのスケジュールを表にまとめたものです。入院から退院までの食事や処置、治療、検査などのスケジュールが日ごとに詳しく書かれています。
- クリニカルパスには患者さん用と医療者用の2種類があり、患者さん用のクリニカルパスは、患者さんがわかりやすいように平易な言葉で表現されています。
- クリニカルパスは受け持ち患者さんのスケジュール表です。数日先の予定について情報収集し、観察ポイントや提供すべきケアの立案に役立てましょう。

■ クリニカルパスでの重要な言葉

アウトカム	● クリニカルパスに記載されている介入に対して期待される成果をアウトカムという ● クリニカルパスは、このアウトカムを1つひとつ達成していくことで進行していく
バリアンス	● クリニカルパスのとおりに患者さんの治療や検査が進まず、決められたアウトカムが達成されない要因をバリアンスという ● バリアンスには正のバリアンスと負のバリアンスがあり、正のバリアンスは回復が早く予定されたケアが不必要になるような要因、負のバリアンスはクリニカルパスが中断したり遅れたりするような要因のことをいう ● このバリアンスを詳細に分析することで患者さんの個別性に合わせた看護を提供することができる

第2章

術前日

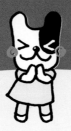

第2章からは経過ごとに手術を受ける患者さんの
観察やケアのポイントを解説していきます。
受け持ち患者さんの該当する章を開くことで
患者さんがどのような状態で
どのような観察・ケアが必要か確認できます。
まず患者さんの術前日の準備などの看護をみていきましょう。

かかわりかたのポイント

【術前日の患者さん】

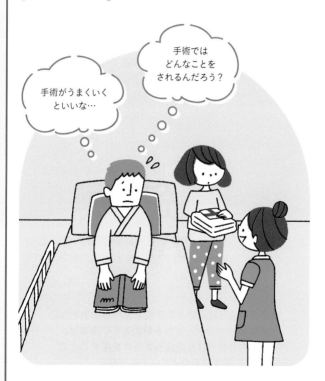

【かかわりかた】

●手術前日までに、主治医や執刀医、麻酔科医などが患者さんに手術に関する説明を行います。また、手術当日に担当する手術室看護師も患者さんを訪問します。さまざまな情報を正しく理解できているか、疑問はないかを確認して、必要時は補足説明等を行います。

●手術を安全に受けるための準備を確実に進めていきます。手術前日の患者さんは、「手術がうまくいくのか？」、「手術ではどんなことをされるのか？」など、さまざまな不安を抱えています。個室など患者さんが話しやすい環境を整え、患者さんの話を傾聴する時間をつくることも必要です。これは情報収集になるだけではなく、患者さんの不安の軽減にもつながります。

●手術に必要な準備（服薬・飲食の制限や必要物品の準備など）を忘れないように繰り返し確認して、準備不足がないようにします。

●家族に対するケアも忘れずに行います。家族が抱いている不安への対処はもちろん、手術当日に病院内で待機してもらう場合には、いつ、どこで待機していただくのかなどを確認し、家族に伝えておく必要があります。

術前日の観察項目とポイント

【術前日の患者さんの状態】
●手術前の検査や処置、緩下薬の内服などで疲労感があったり、手術について緊張や不安が強い状態です。

■術前のフィジカルアセスメント

観察ポイント	●皮膚、顔色、体温、脈拍、呼吸回数、呼吸音、血圧、SpO_2、腹部の状態、腸蠕動音、歩行状態、腎機能、肝機能、栄養状態、血液凝固機能、既往歴、血液検査データ、X線写真、心電図、使用中の薬剤
ケアのポイント	●使用中の薬剤をどの程度自己管理できていたかを確認する
経過でみるポイント	●術前の情報収集、アセスメントを行い、手術が安全に受けられる状態であるか判断する。また術後に異変が生じたとき、術前の状態と比較できるようにするために情報収集は重要となる

Check
●翌日の手術の準備が整っているかしっかり確認しましょう。
●患者さんの精神面、心理面を注意深く観察して、緊張や不安へのケアを提供しましょう。
●術後に起こりうる合併症のリスクをアセスメントして、術後の経過を思い描けるようにしておきましょう。

■術後感染

観察ポイント	●皮膚や爪の汚れ、術野周囲の体毛、排便状況、栄養状態、血液検査データ（血清総タンパク[TP]、アルブミン[Alb]、赤血球数[RBC]、ヘモグロビン[Hb]、ヘマトクリット値[Ht]）
ケアのポイント	●入浴、シャワー浴、清拭などによって全身を清潔に保つ ●創部にかかる場合、臍処置と除毛を行う ●緩下薬内服の説明をする
経過でみるポイント	●術後感染のリスク軽減のために術前に全身の保清、排泄ケアを行う

■呼吸器合併症

観察ポイント	●呼吸回数、呼吸のリズム、呼吸音、SpO₂、血液ガス検査、胸部X線写真、呼吸機能検査（スパイロメトリー）、喫煙状況
ケアのポイント	●患者さんが継続して呼吸訓練ができるようにインセンティブスパイロメトリーや排痰法の説明をする ●喫煙者には禁煙の説明をする
経過でみるポイント	●呼吸器合併症のリスクを減らすために術前から呼吸訓練や排痰法を行う

■深部静脈血栓症

観察ポイント	●既往歴、血液検査データ(D-ダイマー、プロトロンビン時間[PT]、出血時間、活性化部分トロンボプラスチン時間[APTT]、ヘパプラスチンテスト[HPT]、血小板数[PLT])、下肢の周囲径・皮膚の色
ケアのポイント	●下肢のサイズを測定して適したサイズの弾性ストッキングを準備する ●ベッド上でできる下肢の自動運動の方法を説明し練習する
経過でみるポイント	●手術当日から弾性ストッキングを装着できるように事前に準備する ●下肢の自動運動を練習しておく

■早期離床

観察ポイント	●術前のADLのレベル
ケアのポイント	●術後創部がどこにできるかを予測し、創部の負担を軽減できる方法や動作を説明し練習する
経過でみるポイント	●術前に離床方法を説明し練習しておく

Check
●早期離床は、多くの術後合併症の予防につながります。
●術前から早期離床にかかわる説明や練習をしておきましょう。

■術後出血

観察 ポイント	●血液検査データ（D-ダイマー、プロトロンビン時間 [PT]、出血時間、活性化部分トロンボプラスチン時 間[APTT]、ヘパプラスチンテスト[HPT]、血小板数 [PLT]、赤血球数[RBC]、ヘモグロビン[Hb]、ヘマト クリット値[Ht]）
ケアの ポイント	●抗凝固薬が術前に中止されているかを確認する
経過でみる ポイント	●抗凝固薬を内服していた場合は術後出血のリスクが 高い。術後はとくに術後出血の早期発見に努める

■精神状態（不安の軽減）

観察 ポイント	●不安の徴候や普段と異なる言動
ケアの ポイント	●患者さんが不安を表出しやすいように環境を整え、 話を傾聴する
経過でみる ポイント	●不安は不眠の原因となるだけでなく、交感神経を優 位にするため、周術期のバイタルサインに影響が出 ることがある

Check

●服薬は手術に多大な影響を及ぼすことがあります。
●術前の服薬方法は、患者さんが正しく理解し、正しく服薬で
きているか、繰り返し確認しましょう。

必要な看護の知識

1 ▶ 術前日までに用意しておくもの

■患者さんに準備してもらうもの

物　品	使用目的・特徴
腹帯	●創部保護のために使用する
T字帯	●下着のように上げ下げすることなくヒモを外すだけで着脱ができる ●着脱が簡単なため、一般的な下着より着脱時に痛みが生じにくく創部を観察しやすい
吸い飲み	●創痛や術後安静のために患者さんは起き上がれないことが多いため、寝た状態でもうがいや飲水がしやすいように用いる
ティッシュペーパー	●全身麻酔での手術の場合に、術後は気道内分泌物の増加によって痰が出やすくなるため準備する

■病棟から手術室へ持参する物品の例

●各種検査データ、心電図　　　　●X線フィルム
●カルテ、IDカードなど
●手術承諾書、手術室入室前チェックリスト

●病棟から手術室へ持参する物品は病院によって異なるので、担当看護師に確認しましょう。
●病院で作成している手術室入室前チェックリストを用いて漏れがないように確認します。
注意　手術当日は持参品を確認するだけに留められるように、また、手術直前に不足していることが発覚しても急に準備できない物品もあるため、前日までに準備することが望ましい。

2 ▶ 皮膚の清潔

● 術前日にはシャワー浴を行います。手術部位の周囲に体毛がある場合には短く切ります。臍の周囲を切開する手術の場合には臍垢を除去します。

● 爪を短く切ります。

根拠 皮膚や体毛、臍に存在する微生物を減少させ、術中および術後感染を予防するため。

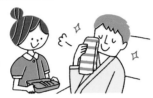

3 ▶ 消化管のプレパレーション

● 手術中に麻酔の筋弛緩作用によって肛門が緩み、便が排出されて手術環境が汚染されるのを防ぐために、あらかじめ手術前に腸管の内容物を排出させておきます。

● 手術前日から飲食を制限したり、薬剤（経口腸管洗浄剤、**下表**）によって強制的に腸管の内容物を排出させます。

■術前に使用する経口腸管洗浄剤

種類（商品名）	内服のしかた・注意点
ニフレック	● 1袋（約137g）を水に溶解して2Lとし、溶解液を内服する ● 通常、成人には1回溶解液2〜4Lを1時間あたり約1Lの速度で経口投与する。ただし、排泄液が透明になった時点で投与を終了する
マグコロール散	● 1袋（50g）を水に溶解し180mLとする ● 手術開始予定時間の10〜15時間前に経口投与する

4 ▶ 弾性ストッキングのサイズ計測

● 術中から術後にかけて、長時間の同一体位や安静などによって、下肢に深部静脈血栓症が発生しやすくなります。血栓が血流に乗って移動し肺血栓塞栓症を起こすと命にかかわることもあります。そこで、深部静脈血栓症を予防するために、弾性ストッキングを装着します。

【①弾性ストッキングの種類*】

● ハイソックス（膝丈）タイプとストッキング（大腿丈）タイプがあります。つま先には検査穴（インスペクションホール）があります。

● 現在、日本ではハイソックス（膝丈）タイプを着用することが推奨されています。

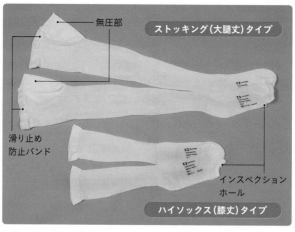

無圧部

ストッキング（大腿丈）タイプ

滑り止め
防止バンド

インスペクション
ホール

ハイソックス（膝丈）タイプ

＊日本コヴィディエン株式会社 T.E.D.™サージカル ストッキングの場合

【②採寸・弾性ストッキングの選択】

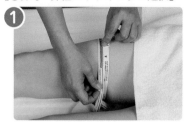

❶ 大腿上部の周囲径（太さ）を測る。周囲径が63.5cm以上の場合は、大腿部への食い込みが強くなるため、ハイソックス（膝丈）タイプを選択する。

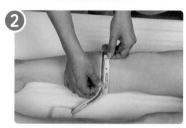

❷ 次に腓腹部（ふくらはぎ）の周囲径を測る。

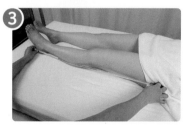

❸ 次にかかとから足の付け根までを測定し、弾性ストッキングの長さを選択する。

❹ 採寸した数字をもとに適切なサイズのストッキングを準備する（採寸方法は、製品によって異なる場合がある。必ず添付文書などで確認する）。

　根拠　ストッキングのサイズが合っていないと適切な圧がかからなくなるため。また、サイズが小さすぎると褥瘡や皮膚損傷、その他の医原性疾患の原因となるため。

5 ▶ 呼吸訓練

● 術後は、創痛により呼吸運動や咳嗽運動が抑制され、健康であれば簡単に体外に排出できる痰などの気道内分泌物を排出しにくい状態となります。

● 創痛により体動が少なくなり、仰臥位などの同一体位をとり続けることが多くなります。仰臥位では腹腔内臓器に押されて横隔膜運動が抑制されるため、1回換気量の減少が生じます。

● これらの要因により起こりやすくなっている術後呼吸器合併症（おもに無気肺）を予防するために、手術前からインセンティブスパイロメトリーによる呼吸訓練を実施したり、口すぼめ呼吸や深呼吸、ハフィングの練習を行います。

根拠 痛みのない術前から始めることで訓練に慣れることができる。

口すぼめ呼吸

インセンティブスパイロメトリー

ハフィング

ハッ
ハッ
ハッ

6 ▸ 心身の安定と休息

●照明や空調などを休息の
とりやすい環境に整えま
す。

●不眠時には睡眠薬の使用
も検討します。

●不安や緊張がないか観察
し、患者さんの話を傾聴
します。

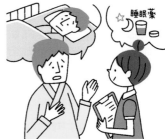

根拠 患者さんの不安や不
眠は交感神経を優位にする。不安や不眠によって血圧が高かっ
たり、脈拍が速かったりすると、麻酔の導入・維持管理が難し
くなり、使用する麻酔薬や鎮痛薬の量も多くなり術後の回復遅
延につながる。

7 ▸ 禁飲食の説明

●禁飲食の目的と開始時間
を説明します。

●説明は口頭だけでなく、
書面も活用して患者さん
が忘れないようにします。

●手術直前まで禁飲食が守
られているか観察や確認
をします。

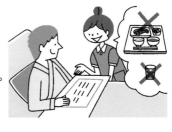

根拠 術中は全身麻酔や気管内挿管の刺激によって嘔吐しやすい
状態となるため。

8 ▶ 内服薬の確認

●術前の禁飲食中であっても医師の指示によって内服薬を服用する場合があるため、服用する薬、服用を中止する薬を事前に確認し患者さんに説明します（下表）。

●血圧の上昇は、周術期の循環血行動態の変動に影響する危険があるため禁飲食中であっても降圧薬は内服する場合があります。また、手術中の出血量が増えてしまうため、抗凝固薬や抗血小板薬は1週間、または数日前から内服中止になる場合があります。

■術中に影響を及ぼす可能性のある内服薬

薬　剤	注意点
抗凝固薬	●抗凝固薬は、凝固作用を低下させるため術中や術後に出血量が増加する可能性がある ●内服の抗凝固薬は内服を中止しても数日間から数週間は薬効が残るため、手術の数日前から薬効の残りにくい点滴に変更する場合がある
ジギタリス製剤	●ジギタリス製剤は薬効が安全に出現する血中濃度の幅である安全域がほかの薬剤と比較して狭い。術中に輸液などで血液が希釈されることで、安全域から外れて不整脈が出現する可能性がある
β遮断薬[1]	●術前にβ遮断薬の使用を中断すると、薬剤の効果が切れて手術中の心拍数増加や血圧上昇のリスクがある
ACE阻害薬、ARB[1]	●術前にACE阻害薬やARBを使用中の場合、術中や術後にも薬剤の効果が出現してしまい、血圧低下や腎機能低下を起こす可能性がある
副腎皮質ステロイド薬[2]	●通常、手術侵襲があると副腎皮質から副腎皮質ホルモンが分泌されて、血圧を上昇させたり炎症を制御するはたらきをする。しかし、副腎皮質ステロイドを長期間使用していると手術侵襲があっても副腎皮質ホルモンが十分分泌されずに、血圧低下やけいれんなどの症状を起こすことがある
降圧利尿薬[1]	●術前に降圧利尿薬を使用していた場合、術中や術後にも薬剤の効果が出現して、術中の低血圧や術後の脱水、低カリウム血症などが出現する可能性がある

〈参考文献〉1. 日本高血圧学会高血圧治療ガイドライン作成委員会 編：高血圧症治療ガイドライン2019. ライフサイエンス出版, 東京, 2019：173-174.　2. 浅野間理仁, 森大樹, 栗田信浩, 宇都宮徹, 島田光生：ステロイド長期投与患者における周術期ステロイドカバー, 四国医誌, 66巻3・4号, 2010：85-90.

第3章

術直前
（術当日）

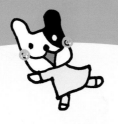

術直前の患者さんは緊張や不安が高まっています。
緊張や不安を軽減できるように援助するとともに
必要な準備が整っているか確認し
安全に手術が受けられるように支援しましょう。
付き添う家族も緊張し不安であることにも配慮が必要です。

かかわりかたのポイント

【術直前（術当日）の患者さん】

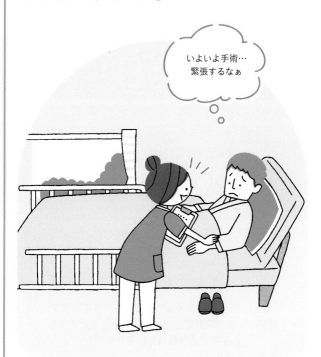

【かかわりかた】

● 術直前（術当日）の患者さんは不安と緊張がピークに達しています。手術を安全に受けるための準備を進めながらも、患者さんをよく観察して、表情が硬かったり口数が普段よりも少ない場合には、声をかける、肩や腕をさするなど、不安や緊張を軽減するケアを行います。

● さらに緊張や不安は「これから手術で自分にはどんなことが起こるんだろう？」という情報不足に起因するものが多いため、患者さんに手術中や手術後にどのようなことが起こるのかをわかりやすく説明するなどのケアも考慮します。

● 患者さんのそばに付き添っている家族も緊張しています。手術中は患者さんのそばに家族が付き添うことができないため、手術室に入室する直前まで患者さんと家族が一緒にいることができる時間を可能な限りつくりましょう。

● また緊張と不安に加え緩下薬を内服していることなどから、夜間眠れず休息がとれていなければ交感神経が優位の状態にあります。

術直前（術当日）の観察項目とポイント

【術直前（術当日）の患者さんの状態】
- 手術を目前に控えた患者さんは緊張や不安が前日よりもさらに強くなっています。緊張や不安を軽減するために患者さんとコミュニケーションをより多くとりましょう。

■安全の確保

観察ポイント	● 眼鏡、コンタクトレンズ、つけまつげ、アクセサリー、ヘアピン、マニキュア、ペディキュア、化粧、総入れ歯、部分入れ歯、かつらを除去しているか ● ひげを剃っているか ● ネームバンドを装着しているか
ケアのポイント	● 安全の確保のために必要なことを説明し、理解してもらう ● 除去するものは患者さん自身に外してもらうようにし、看護師は確認を行う
経過でみるポイント	● 電気メスによる通電や熱傷を予防するため金属類は術前から外しておく ● 総入れ歯や部分入れ歯、ひげは気管内挿管の操作の妨げとなるため術前から外したり剃ったりしておく

■術後感染

観察ポイント	●口腔ケア、歯磨きをしたか ●排便状況
ケアのポイント	●歯磨きをしたか確認し、していないようであれば促す ●浣腸の指示があれば実施する
経過でみるポイント	●前日に緩下薬を内服していることも考慮し排便を確認する ●術後感染の予防のため、排便がない場合は報告する

■深部静脈血栓症

観察ポイント	●歩行状態
ケアのポイント	●前日に準備した弾性ストッキングを着用する ●弾性ストッキングが正しく着用できているか確認する
経過でみるポイント	●弾性ストッキングは術後の深部静脈血栓症の予防となる。手術室に向かうときには弾性ストッキングを着用する

■術後出血

観察ポイント	●術前に中止となっている抗凝固薬や抗血小板薬を内服していないか
ケアのポイント	●術前日の術後出血【ケアのポイント(P.21)】を継続
経過でみるポイント	●術前日の術後出血【経過でみるポイント(P.21)】を継続

■精神状態（不安の軽減）

観察ポイント	●前日の睡眠状況、疲れ、緊張はないか ●術前日の精神状態（不安の軽減）【観察ポイント（P.21）】を継続
ケアのポイント	●術前日の精神状態（不安の軽減）【ケアのポイント（P.21）】を継続
経過でみるポイント	●術前日の精神状態（不安の軽減）【経過でみるポイント（P.21）】を継続

■術中および術後に影響する薬剤

観察ポイント	●降圧薬などの内服薬に関する医師の指示はあるか
ケアのポイント	●中止の薬剤を内服していないか、指示された薬剤を確実に内服しているかを確認する
経過でみるポイント	●内服薬の変化による身体症状の有無を確認する

■術中および術後に影響する飲食

観察ポイント	●飲食の制限に関する医師の指示はあるか
ケアのポイント	●指示のとおりに飲食の制限を理解し、確実に指示が守られているかを確認する
経過でみるポイント	●飲食の制限による空腹感、口渇などの身体症状の有無を確認する

必要な看護の知識

1 ▶ 術直前（術当日）の確認事項

● 手術直前の患者さんは不安と緊張が強いため、術前の準備を忘れてしまうことがあります。

● そのため、準備物品の確認や内服の有無、絶飲食が守られているかなど、必要な準備が整っているかを確認します。

■術直前（術当日）の基本的な確認事項

□睡眠状況	□排尿の有無	□排便の有無
□歯みがき・洗面は済んでいるか		□ひげ剃りは済んでいるか
□必要な薬剤の内服（再確認）は済んでいるか		□絶飲食は守っているか
□購入が必要なものはきちんとそろっているか（第2章 P.22）		

2 ▶ 浣腸の実施

● 浣腸を行い、腸内容物を排泄します。排便の量、残便感のないことを確認します。ただし、腹部の急性炎症、消化管穿孔の手術前の浣腸は禁忌です。

根拠 術中に便による創部汚染を予防するため。とくに腸管の手術では、排便が十分でないと便が腹腔内に流出し感染を引き起こす危険があるため。

■グリセリン浣腸の手順

①包装袋に入ったままの浣腸液をお湯に入れ、浣腸液を40～41℃に温める。
②カーテンを閉めるなど羞恥心への配慮を行い、患者さんの殿部を露出する。
③患者さんに左側臥位になってもらい、膝を軽く曲げる。
④浣腸のチューブ先端に潤滑剤を塗布する。
⑤肛門にチューブをゆっくりと約5cm挿入する。
⑥患者さんに口呼吸を促し、ゆっくりと浣腸液を注入する。
⑦注入後チューブを静かに抜き取り、肛門をトイレットペーパーなどで押さえる。
⑧少しまんしてもらい便意が強くなってから排便を促す。

3 ▶ 患者さんの身じたく

■ 外すもの

ひげを剃る	全身麻酔による手術で人工呼吸器による呼吸管理を行うときに患者さんの口または鼻から挿入・留置する気管チューブを固定するテープが剥がれやすくなり、事故抜去のリスクが高くなる。また緊急時にバッグバルブマスクで換気を行うときにもマスクが皮膚に密着しにくくなる。そのため手術前に剃っておく必要がある
金属類を外す	手術で電気メスを使用する際に患者さんが金属を身につけていると、その金属に通電することで熱傷を生じることがあるため、身につけている金属類はすべて取り除いておく必要がある
化粧、入れ歯、マニキュアを除去する	入れ歯があると気管内挿管の操作のじゃまとなり、入れ歯を壊したり、気管内に落ちるなどの危険から外す必要がある。また化粧は顔色の観察を妨げ、テープ類が剥がれやすくなり、含有物に金属があると熱傷の原因にもなるため除去する。マニキュアはパルスオキシメータの値に影響するため除去しておく必要がある

■ 身につけるもの

リストバンドを装着する	麻酔が効いている最中に患者さんが本人であるかどうか確認するために、「正しく装着しているか」、「記載内容に間違いがないか」を確認する
手術に適した衣服を着用する	手術室に行くまでの動きを妨げない、また点滴や麻痺があっても着脱しやすい衣服であるなど、事前にどのような衣服が適切であるかを確認して着用する
T字帯やおむつを準備する	下着は適切なものを着用する必要があるが、手術後に膀胱留置カテーテルを留置して帰室することがあるため、手術室に着用していく下着とは別にT字帯やおむつなどを準備する必要がある
弾性ストッキングを装着する	手術中や術直後は歩行することができないため、血液のうっ滞から深部静脈血栓症を生じる恐れがある。下腿の静脈をしめつけて血液のうっ滞を予防するために弾性ストッキングを着用する

4 ▶ 弾性ストッキングの装着

● 健康な人は日常生活で歩行をすることによって下腿のヒラメ筋や腓腹筋が収縮と弛緩を繰り返し、筋肉の間を通る静脈も幅が広くなったり狭くなったりを繰り返しています。この繰り返しによって、下腿から心臓に戻ってくる血流に勢いがつき、うっ滞(血液の渋滞)を防いでいます。

● 手術中や術直後は安静を保たなければいけないため歩行はできません。歩行できないと上記のような作用がなくなり、血液のうっ滞が起こります。血液がうっ滞すると、血管のなかで血液が固まり血栓が生じます。この血栓が静脈の血流に乗って心臓まで運ばれ、さらに心臓から肺に届くと肺の動脈に詰まって、肺血栓塞栓症の原因となります。

● そこで、歩くことができない術中や術直後に弾性ストッキングを装着し、歩行のときと同じように下腿の静脈をしめつけることで血液のうっ滞を防ぎます。

■ 下肢の静脈うっ滞の予防(理学的予防法)のためのケア

早期離床	歩行により下肢の筋が収縮しポンプの役割をするため、深部静脈を圧迫し貯留した血液を中枢へ戻しうっ滞を防ぐことができる
下肢の自動運動	足関節の背屈・底屈運動を行ってもらうことで静脈還流を促進し下肢の静脈うっ滞を防ぐ
下肢のマッサージ	足首からふくらはぎにかけて、血液を絞り出すようにマッサージをすることで血液のうっ滞を防ぐ
弾性ストッキング	弾性ストッキングによって下肢を圧迫することで表在静脈も圧迫され、深部静脈の血流を増加させ、血液のうっ滞を防ぐ
間欠的空気圧迫法(カーフポンプ、フットポンプ)	下肢の周囲に間欠的に圧力を加えることで、静脈還流を促進させ、血液のうっ滞を防ぐ

【①弾性ストッキングの履かせかた】

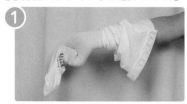

ストッキングに手を入れ、内側からかかと部分をつかむ。

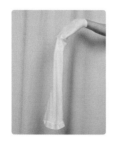

かかと部分をつかんだままストッキングを裏返す。

患者さんと同じ方向を向いて履かせる足と同じ側（右足であれば右足側）に立ち、つかんだストッキングのかかと部分が下にくるようにして、つま先からかかと部分まで履かせる。

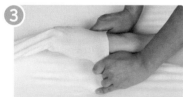

裏返したストッキングの上端を持ち、足首部分まで引き上げる。

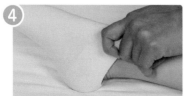

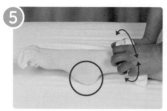

⑤ 裏返したストッキングの残りの部分をたくし上げ、円を描くようにゆっくりと引き上げる。このとき、ストッキングのかかと部分と、患者さんのかかととの位置が合っていることを確かめる。つま先部分は余っていても問題はない。

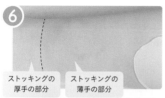

ストッキングの厚手の部分　ストッキングの薄手の部分

⑥ ストッキングの薄手の部分と厚手の部分の境目が、膝下2.5cmから5.0cmの間にくるように履かせる。

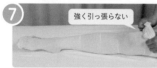

強く引っ張らない

⑦ ⑥のときに強く引っ張り上げないように注意する。

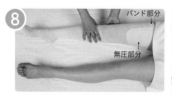

バンド部分

無圧部分

⑧ ストッキング上端部の滑り止め防止バンド部分は足の付け根にくるようにする。バンドによって皮膚が引っ張られることがないようにフィットさせる。また、無圧部分は大腿部の内側前面にくるようにフィットさせる。最後に、ストッキングにしわがないようにする。しわがある場合は手の平でしわの周囲のストッキングをなで広げるようにしてしわをとる（もう一方の足も同様に履かせる）。

注意　●適切な履かせかたができていないと、強い圧によって血行障害を起こす恐れがある。
●ストッキングによる圧迫によって下腿表面に皮膚トラブルが生じやすいため、1日1回は必ず弾性ストッキングを脱いだ状態で観察を行う。

【②弾性ストッキングの脱がせかた】

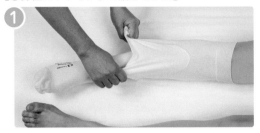

ストッキングの上端をつかんで**裏返す**ように足首側に引っ張る。

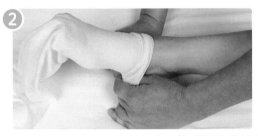

足首からかかと部分は、**ストッキングの内側に看護師の指を入れて脱が
せる**とスムーズに脱がせることができる。脱がせるときも患者さんに負
担をかけないように心がける。

着用中の観察点

- **上端部が折り返されていたり丸まっていたりしないか**
- **しわやねじれがないか**
- **インスペクションホールから足先が出ていないか**
- **引っ張り上げて装着していないか**
- **発赤や掻痒感、潰瘍などの皮膚トラブルはないか**
- **痛み、しびれはないか**

5 ▶ ストレッチャー・車椅子への移乗

● 病室から手術室へ移動するときは患者さんに自ら歩いてもらうこともありますが、術後の手術室から病室への移動はストレッチャーや車椅子を使用します。

● ストレッチャーや車椅子を普段使用していない患者さんでは、車椅子やストレッチャーに移乗する際に転倒などの危険が生じます。とくに手術前の患者さんは緊張しているために説明しても十分に理解できないこともあるので、移乗する前に、どこをつかんでどのように移乗すればいいのかを具体的にわかりやすく説明することを心がけます。

【①ストレッチャーへの移乗】

注意 ●多くの患者さんはストレッチャーに上がる際に膝から乗り込もうとする（**写真左**）。このときに勢い余って逆側に転落してしまうことがある。

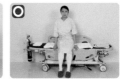

● そのため、**写真右**のように「腰をかけてストレッチャーに上がる」ということを強調して説明する。

● 具体的にどのあたりに腰かけてもらうかを、看護師が手で示すとよりわかりやすい。

【②車椅子への移乗】

注意 ●車椅子のブレーキをかけ、フットレストを上げておくこと。フットレストを下げたままでは、**写真**のようにじゃまになるだけでなく、フットレストを踏み台にして乗車してしまい、車椅子がバランスを崩して倒れる危険がある。

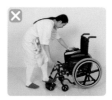

バイタルサインの基準

▓バイタルサインの基準値一覧

	腋窩温 （℃）	脈拍 （回/分）	呼吸 （回/分）	血圧（mmHg）	
				収縮期血圧	拡張期血圧
新生児	36.5〜 37.5	120〜140	40〜50	60〜80	30〜50
乳児		100〜120	30〜40	80〜90	60
幼児		90〜110	20〜30	90〜100	60〜65
学童		80〜90	18〜20	100〜120	60〜70
成人	36.0〜 37.0	60〜90	16〜20	110〜130	60〜80
高齢者		50〜70		110〜140	60〜90

▓バイタルサインの異常のめやす

	発熱 （℃）	徐脈 （回/分）	頻脈 （回/分）	徐呼吸 （回/分）	頻呼吸 （回/分）	高血圧（mmHg）
新生児	37.5 以上					―
乳児		90 以下	200 以上	―	―	収縮期血圧120以上 または 拡張期血圧70以上
幼児						
学童		80 以下	140 〜 160 以上			収縮期血圧130〜135以上 または 拡張期血圧80以上
成人	37.0 〜 38.0 以上	60 以下	100 以上	12 以下	24 以上	収縮期血圧140以上 または 拡張期血圧90以上
高齢者						

第 4 章

手術中

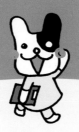

手術中、学生は見学がメインとなります。
ただ見るだけでなく、手術中の患者さんの状況や
提供されている看護を観察し、
術後の看護に活かしましょう。
第4章以降は、全身麻酔で開腹手術をする
一般的な患者さんについて説明します。

学生の見学時のポイント

【手術中の患者さん】

麻酔薬・筋弛緩薬の
作用で意識消失、
自発呼吸の消失、
筋弛緩、鎮痛、有害反応の
抑制がされた状態

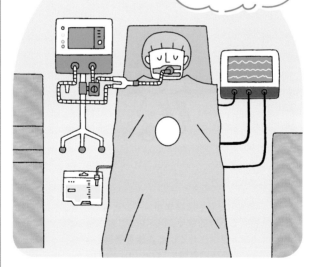

【見学時に学びたいこと】

●患者さんが手術室に入室するまでの間には、看護師が行う引き継ぎ方法や患者さんの安全確保の方法、精神的配慮の工夫などを学びます。

●手術中は、術中体位や手術侵襲の程度、出血量や術中に起こった異常などを把握し術後の看護に活かします。

●同時に手術室の看護師の役割や、手術室の環境、清潔・非清潔区域の扱いかたも学びます。

●手術室では見学が主となりますが、ただ「見る」だけではなく、患者さんがおかれている状況と、その状況の患者さんにどのように看護が提供されているかをもれなく観察しましょう。

●手術中、患者さんの家族には「手術はどうなっているのだろうか？」、「順調に進んでいるだろうか？」という不安が生じています。このような家族を心理的に支えることも看護師の大切な役割です。

●術中の患者さんは、気管内挿管と人工呼吸器による呼吸管理が行われ、輸液のための点滴ライン、膀胱留置カテーテル、モニタリングのための動脈ライン、直腸体温計などが挿入され、そのほかに心電図モニタやパルスオキシメータ、深部静脈血栓症防止のためのフットポンプ（間欠的空気圧迫法）などが装着された状態です。

手術中の観察項目とポイント

【手術中の患者さんの状態】

● 術中は術野を十分に確保できる体位をとる必要があり、手術によっては長時間同一体位を強いられることになります。

● 術中の患者さんは、複数の医療機器やルートにつながれていて、自分の意思を伝えたり、自分で体位変換ができない状態にあります。

■ 麻酔

観察 ポイント	● 麻酔方法は何か（脊髄くも膜下麻酔、硬膜外麻酔、局所麻酔、伝達麻酔、全身麻酔）
経過でみる ポイント	●【術前】使用する麻酔方法で手術ができるかアセスメントする ●【術中】麻酔導入によってバイタルサインの異常が出現しないか観察する ●【術後】麻酔薬の残存がないか、術後引き続き使用する麻酔が適切に使用されているか、疼痛コントロールができているか確認する

■ 手術体位

観察 ポイント	● どのような体位をとっているか（仰臥位、側臥位、腹臥位、截石位など） ● 体位によって起こりやすい神経障害は何か ● 各体位で褥瘡の好発部位はどこか
経過でみる ポイント	●【術前】関節可動域、しびれなどの神経障害、麻痺の有無を確認し記録しておく ●【術中】ときどき直接患者さんに触れ、皮膚の温度を確認する。神経障害、褥瘡好発部位にはクッションを入れるなどして除圧をする。神経障害を起こさないように身体を固定する ●【術後】術前の記録と照らし合わせ、新たな麻痺やしびれ、疼痛がないか確認する

▓モニタリング

観察ポイント	●モニタリングしている項目は何か(血圧、脈拍、体温、呼吸数、SaO₂など)
経過でみるポイント	●【術前】手術を受けることができる状態であるか、バイタルサインの異常はないか観察する ●【術中】血圧低下、不整脈、低酸素血症を起こしていないかなどの異常を早期に発見する ●【術後】術中同様、血圧低下、不整脈、低酸素血症を起こしていないかなどの異常を早期に発見する

▓感染予防

観察ポイント	●手術部位感染(SSI:surgical site infection)の発生を防ぐためにどのような感染対策をしているか
経過でみるポイント	●【術前】シャワー浴、除毛などでできるだけ皮膚や体毛、臍に存在する微生物を減少させておく ●【術中】手術時手洗い、滅菌手袋の装着、滅菌ガウンの装着を無菌操作で行う ●【術後】ドレーンや創部を取り扱うときは清潔に取り扱う

▓水分出納(In-Out)

観察ポイント	●輸液量、輸血量、出血量、尿量を把握し、バイタルサインの値とともにアセスメントする
経過でみるポイント	●【術前】絶飲食となるため、指示された量の輸液が正確に実施されるように努める ●【術中】In-Outの量を把握する ●【術後】指示された量の輸液が正確に実施されるように努め、尿量、ドレーンからの排液量を確認し、In-Outバランスをアセスメントする

■ドレーン挿入

観察 ポイント	●ドレーンが挿入されている部位はどこか ●どのような種類のドレーンを挿入しているか ●何本のドレーンが挿入されたか
経過でみる ポイント	●【術前】術後にドレーンが挿入されることが予測される場合は、術前からドレーン挿入時の注意事項などを説明し理解してもらう ●【術中】ドレーンからの流出の有無、排液の量と性状を観察する ●【術後】ドレーンからの流出の有無、排液の量と性状を観察する。ドレーン周囲の皮膚の観察や、ドレーンが事故抜去されないように固定、取り扱い方法を説明して理解してもらう

■体内残存防止

観察 ポイント	●体内にガーゼや手術器具を残さないようにどのような工夫がされているか
経過でみる ポイント	●【術前】手術で使用するガーゼの枚数、手術器具の数を数えて記録しておく。手術器具のネジの緩みなどがないか点検しておく ●【術中】ガーゼカウントを適宜行う。使用した手術器具は所定の場所に戻す ●【術後】すべてのガーゼ、手術器具の数を数え、術前の数と一致していることを確認する

Check 見学時のコミュニケーション

●手術室では全員が同じような服装で、顔もマスクで覆われているため人の判別が困難です。

●名札を付けたり手術前に外回り看護師に自分が看護学生であることを説明しましょう。

必要な看護の知識

1 ▶ 手術の大まかな流れ

 移送
病棟から手術室へ患者さんが移送される

申し送り
病棟看護師から手術を担当する手術室看護師へ「申し送り」が行われ、手術を担当する手術室看護師、手術担当医、麻酔科医も同時に患者さんにあいさつをする

手術室へ案内
手術室看護師によって、手術が行われる手術室へ患者さんが案内される

サインイン
麻酔導入前に手術室看護師、手術担当医、麻酔科医で患者さんの本人確認、手術部位と術式の確認、各種同意書の確認、手術部位のマーキングの確認、その他の重要な伝達事項を確認する（サインイン）

硬膜外麻酔のチューブ挿入
硬膜外麻酔が予定されている場合は、硬膜外麻酔用のカテーテルが留置される

麻酔
吸入麻酔の後に気管内挿管が行われ、患者さんに全身麻酔が施される

⑦ **タイム
アウト**　手術室看護師、手術担当医、麻酔科医、その他の医療スタッフで患者さんの本人確認、手術部位と術式の確認、その他の重要な伝達事項を確認する（タイムアウト）

⑧ **手術開始**　執刀、手術が開始される

⑨ **縫合**　使用したガーゼの枚数の確認、手術器具・器材の数の確認をし、縫合が開始される

⑩ **終了**　手術が終了し、抜管の準備に入る。麻酔科医によって抜管される。手術室看護師は病棟に連絡し患者さんの迎えを依頼する

⑪ **サイン
アウト**　手術室退出前に手術室看護師は、記録された術式名、使用したガーゼや手術器具・器材の数が一致していることを口頭で確認する。手術室看護師、手術担当医、麻酔科医で重要な伝達事項を口頭で確認する（サインアウト）

⑫ **申し送り**　手術室看護師から病棟看護師に手術・麻酔の内容、手術中の出血量、輸液量、尿量、使用薬物、手術中の患者さんの状態、術後の回復と管理に関する重要伝達事項が申し送られる

⑬ **移送**　病棟看護師、手術担当医の管理のもと移送され患者さんが病棟に戻る

2 ▶ 手術見学中の学生の立ち位置

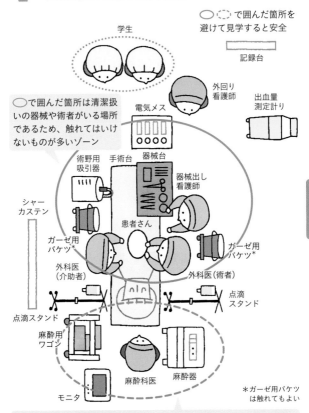

学生

○ ⟨ ⟩ で囲んだ箇所を
避けて見学すると安全

記録台

○で囲んだ箇所は清潔扱
いの器械や術者がいる場所
であるため、触れてはいけ
ないものが多いゾーン

外回り
看護師

出血量
測定計

電気メス

術野用
吸引器

手術台　器械台

器械出し
看護師

シャー
カステン

患者さん

ガーゼ用
バケツ*

ガーゼ用
バケツ*

外科医
(介助者)

外科医(術者)

点滴
スタンド

点滴スタンド

麻酔用
ワゴン

麻酔器

麻酔科医

*ガーゼ用バケツ
は触れてもよい

モニタ

⟨ ⟩ の箇所は医療機器が複数置いてあるため、配管類やコード類に注意し
なくてはならない。触れても不潔にする恐れはないが、触れることで医療
機器類が機能しなくなる恐れがある

3 ▶ 手術室の看護：器械出し看護師・外回り看護師

- 手術室の看護師には、清潔扱いとなる「直接介助」「器械出し」「手洗い」などと呼ばれる看護師と、非清潔扱いとなる「間接介助」「外回り」と呼ばれる看護師の役割がそれぞれあります。
- ここでは清潔扱いの看護師を「器械出し看護師」、非清潔扱いの看護師を「外回り看護師」として説明します。

器械出し看護師

手術前・器械の準備
- 清潔に扱う器械（器具・器材）の動作確認を行い、整理整頓する
- 患者さんの体内に器械やガーゼの置き忘れがないように、手術前後に器械・ガーゼなどすべての使用物品の数を正確に数える

手術中・器械出し
- 必要な器械や医療材料を術者に手渡す

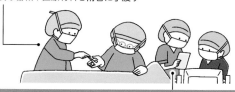

外回り看護師

一般状態の観察
- 患者さんの表情など全身の状態を観察する。異常を発見した際には麻酔科医に報告し協働して対処する

輸液、輸血、与薬の援助
- 術式などから起こりうる異常を予測し、輸液・薬品を準備する
- 輸液・薬品を使用する際は麻酔科医とともに誤薬防止のための確認を行い、使用後は患者さんの変化を観察する

出血量の測定
- 出血量は輸液のめやすとなるため、随時測定し麻酔科医に報告する。血液が付着したガーゼの重さを測り、そこからガーゼの重さを引いて出血量を測定する

術者などへの協力、術中看護記録
- 手術の進行状況を把握し、不足器械や材料を補充する
- 術中の患者さんの状態と実施した看護の内容を記録する

4 ▶ 患者さんの入室と申し送り

◎病棟看護師は、歩行、車椅子、ストレッチャーなど適切な方法で患者さんを手術室へ移送します。

◎入室後は、手術にかかわる全員がマスクを外して患者さんに笑顔であいさつと自己紹介を行います。

◎患者さんの取り違えを防ぐため、患者さんに氏名を名乗ってもらい、さらに識別バンド（リストバンド・ネームバンド）も確認し、手術を受ける本人であることを病棟看護師とともに確認します。

◎名前の確認では看護師が不正確な氏名で患者さんを呼んでも患者さんは返事をする場合があるため、必ず看護師より先に患者さんから自分の氏名を名乗ってもらいます。

◎その後、病棟から持参したカルテ、チェックリストを用いて、病棟看護師から手術室看護師へ必要事項を申し送ります。

病棟看護師

患者さんの基本情報	書類の有無
□患者さんの氏名	□手術同意書　□麻酔同意書
□生年月日　□ID番号	□輸血同意書　　など
□血液型	※すべて患者さんのサインがあるもの

手術室看護師

手術に関する情報
□手術で実施した術前処置の内容　□（術前処置の）実施時間と効果
□術前の内服薬、前投薬の種類　　□感染症の有無
□手術部位確認のためのマーキング

Check 申し送り中の看護

◎申し送り中は、ほかの手術室看護師が患者さんの保温に努めつつ安全な場所に待機させます。

◎患者さんは入室から麻酔導入までの間が最も緊張し不安が強い時間なので、患者さんへの説明や声かけだけでなくタッチングなども行って緊張をほぐすような援助をします。

5 ▶ 学生の手術室見学のポイント

【①入室時の更衣】

- 洗浄・消毒された手術室着に着替えます。
- 頭部から毛髪やゴミの落下を防ぐために頭髪をすべて覆うようにサージカルキャップをかぶります。
- 口や鼻からの飛沫の飛散防止のために、サージカルマスクは鼻と口を完全に覆うように装着します。
- 靴についた汚れを手術室に持ち込まないようにするために、また足の汚染を防止するために、つま先が隠れる靴を履きシューズカバーを装着します。

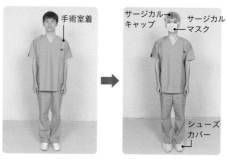

手術室着

サージカル
キャップ

サージカル
マスク

シューズ
カバー

【②入室時の手洗い】

- 見学のために入室する学生は衛生学的手洗いを行います。
- 石けんと流水で手洗いをしたあと、ペーパータオルで水分を拭き取り、擦式消毒用アルコール製剤を使い手指消毒を行います（衛生学的手洗い）。
- 術者や器械出し看護師は衛生学的手洗いでは除去できない常在菌も可能な限り手指から除去する必要があるため、手術時手洗いを実施します。

【③ガウンテクニック】

- 見学のために入室する学生は①に示した更衣のみでよいですが、術者や器械出し看護師は手術時手洗いを済ませたあと、術野を汚染しないために、また逆に術野から医療者へ血液、体液の曝露を遮断するために滅菌ガウンと滅菌手袋を装着します（ガウンテクニック）。
- 手術時手洗いをしても皮膚表面は完全な無菌状態とならないため、滅菌ガウン・滅菌手袋の外側は素手で触れないようにします。

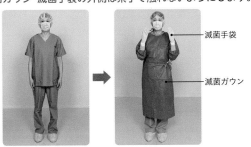

滅菌手袋

滅菌ガウン

【④ゾーニング（動線）の認識】

- 清潔区域、非清潔区域を理解し、清潔な人や器材が汚染されたものと交差しないように動線を考えて行動します。
- 手術室入室時には清潔区域である患者さんの入室口より入室します。搬出口は使用後の不潔な手術器具・器材などの出口なので、搬出口からの出入りはしません。
- 手術室から退出して自分のユニフォームに着替えたあとは、そのユニフォームで手術室内（廊下の部分もすべて含む）に戻ってはいけません。手術室の廊下は準清潔区域であるため、一般病棟などの非清潔区域で着用したユニフォームで立ち入ると手術室を汚染してしまいます。

【⑤滅菌器具・器材、物品の汚染の厳禁】

- 手術室内にある手術器具・器材や滅菌された覆布で覆われている物品、器械台は無菌操作によって準備されたものです。滅菌ガウンを着用している術者や看護師も無菌扱いです。これらの器具・器材や人には絶対に触れてはいけません（**下イラスト**）。

- 根拠 ●手術中の患者さんは無菌状態を維持することで感染を防いでいる。学生が上記器具・器材や物品、術者や看護師に触れると汚染されるので再度無菌状態にするために手術器具・器材を交換し、術者や看護師が再度ガウンテクニックを行わなければならなくなる。これらは手術時間を延長させることになり患者さんの負担が増してしまう。

- 見学中に気分が悪くなった場合にそのままがまんをして倒れてしまうと、清潔な人や器具・器材に触れて汚染してしまう恐れがあるため、外回り看護師に事情を話しすみやかに手術室から退出する。

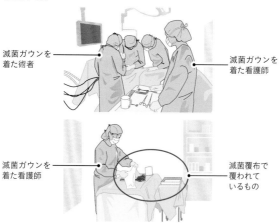

滅菌ガウンを
着た術者

滅菌ガウンを
着た看護師

滅菌ガウンを
着た看護師

滅菌覆布で
覆われて
いるもの

第 5 章

術直後
（術当日）

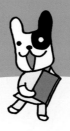

術直後は、患者さんの状態が急変しやすいです。
さまざまな観察装置が装着されていますので、
些細な変化も見逃さないように観察しましょう。
手術後の患者さんに起こる生体反応を頭に入れ、
予測して対応できるようにすることで
患者さんの変化についていくことができます。

かかわりかたのポイント

【術直後（術当日）の患者さん】

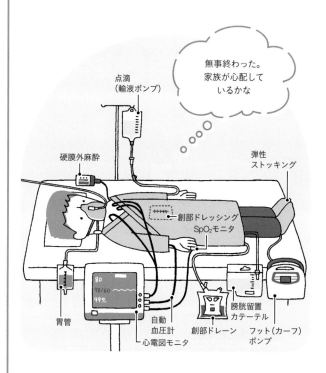

無事終わった。
家族が心配して
いるかな

点滴
（輸液ポンプ）

硬膜外麻酔

弾性
ストッキング

創部ドレッシング
SpO₂モニタ

胃管

自動
血圧計

心電図モニタ

創部ドレーン

膀胱留置
カテーテル

フット（カーフ）
ポンプ

【かかわりかた】

● 術直後（術当日）の患者さんの身体は手術で受けた侵襲、麻酔薬や筋弛緩薬の残存、創痛などで急変しやすい状態にあります。術直後の急変は生命の危機に直結するリスクが高いため、早期発見が重要です。

● 術後の患者さんを休ませることは大切です。しかし「眠っているから」と判断し声をかけなければ、意識レベルの低下を見逃すことになります。また呼吸停止を見逃せば致命的となります。意識レベルの低下、呼吸抑制、舌根沈下をすぐに発見できるように頻回の観察や声かけが必要です。

● 患者さんに観察装置を装着し、心拍、呼吸、血圧、SpO$_2$を絶えずモニタリングして微細な変化を見逃さないようにしましょう。

● 家族が待機している場合、患者さんの術直後に必要な観察や処置が終わったら、すみやかに家族と面会できる環境を整えましょう。患者さんと家族が会うことは双方の心理的なストレスを軽減することにつながります。

術直後（術当日）の観察項目とポイント

【術直後の患者さんの状態】

● 手術が終わった直後の患者さんは、麻酔薬、筋弛緩薬の残存による舌根沈下や気道内分泌物の貯留などによって気道閉塞を起こしやすくなっています。また麻酔から覚醒すると創痛、ドレーンやチューブ類による種々の苦痛が出現し、この疼痛刺激が交感神経を興奮させ不整脈や高血圧などの循環不全を起こす引き金となります。

● 術後出血を起こしやすい状態のため高血圧は出血を助長します。一方で麻酔薬の残存や術中の出血、サードスペースへの水分の移行によって循環血液量が減少し低血圧を起こす可能性もあります。

● 術直後は低体温になりやすく、低体温から生じる戦慄（シバリング）は酸素消費量を増加させ低酸素血症を引き起こします。さらに前述のような呼吸状態や疼痛、術中の出血によるヘモグロビンの低下も低酸素血症を引き起こします。

● 疼痛やドレーン・チューブ類によって体動が制限され、術中から引き続き同一体位でいることが多くなります。

Nursing student Quick note

シリーズ
累計30万部
突破

看護学生クイックノート

第3版

監修 石塚睦子 了德寺大学健康科学部看護学科 教授
編集 プチナース編集部

解剖生理　アセスメント　看護技術の数値

検査値　薬　看護でよく聞く言葉　略語

照林社

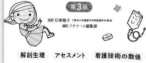

先輩たちも
みんな使った

看護学生
クイックノート 第3版

監修：石塚睦子　編集：プチナース編集部
定価：**1,100円**（税込）
文庫判／144頁　ISBN978-4-7965-2577-0

照林社　Expert **NURSE** プチナース

"看護過程"はとにかく
プチナースがわかりやすい!
看護過程シリーズ

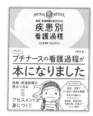

病期・発達段階の
視点でみる
疾患別 看護過程

編著：任和子

定価：**5,280円**（税込）
AB判／648頁
ISBN978-4-7965-2522-0

実習でよく出合う疾患を「人体の構造と機能」と「病態」
や「診断」を「看護」と結びつけて理解でき、臨床での実
践につながる。

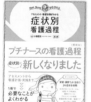

アセスメント・
看護計画がわかる
症状別
看護過程　第2版

編著：小田正枝

定価：**3,410円**（税込）
AB判／400頁
ISBN978-4-7965-2543-5

実習でよく出会う26の症状のメカニズム、病態・ケ
ア関連図、観察ポイントとアセスメントの根拠、看護
計画の立案、看護ケアをくわしく解説。

プチナースの
看護過程があれば
実習も安心!

2023.10

郵便はがき

料金受取人払郵便

小石川局承認

7624

差出有効期間
2025年4月
20日まで

（このはがきは、
切手をはらずに
ご投函ください）

１１２-８７９０
065

（受取人）

東京都文京区

小石川二丁目三—二三

照林社　書籍編集部行

□□□-□□□□　TEL　　－　　－
　　　　　　　　E-MAIL

都道　　　　市区
府県　　　　郡

（フリガナ）　　　　　　　　　　　　　　　　　年齢

お名前　　　　　　　　　　　　　　　　　　　　　　歳

あなたは　　1.学生　2.看護師・准看護師　3.看護教員　4.その他（　　　　　）

学生の方　　1.大学　2.短大　3.専門学校　4.高等学校　5.その他（　　　　　）
　　　　　　1.レギュラーコース　2.進学コース　3.准看護師学校

臨床の方　所属の病棟名（　　　　　）病棟　役職　1.師長　2.主任　3.その他（　　　　　）
　1.大学病院 2.国立病院 3.公的病院（日赤、済生会など）4.民間病院（医療法人など）5.その他（　　　　　）

看護教員の方　ご担当の科目　1.総論　2.成人　3.小児　4.母性　5.その他（　　　　　）

その他の所属の方　所属先　1.保健所　2.健康管理室　3.老人施設　4.その他（　　　　　）

新刊やセミナー情報などメールマガジン配信を希望される方はE-mailアドレスをご記入ください。
E-mail

ご記入いただいた情報は厳重に管理し第三者に提供することはございません。

★ご愛読ありがとうございました。今後の出版物の参考にさせていただきますので、アンケートにご協力ください。

●本書を何でお知りになりましたか？
　1.書店で実物を見て　　2.書店店員に紹介されて　　3.学校から紹介されて
　4.知人に紹介されて　　5.インターネットで調べて　　6.チラシを見て
　7.「プチナース」もしくは「エキスパートナース」の広告を見て
　8.SNSを見て　　9.その他（　　　　　　　　　　　　　　　　　　　　　　）

●本書をごらんになったご意見・ご感想をお聞かせください。
　表紙は（よい　悪い）　定価は（高い　普通　安い）
　本の大きさは（ちょうどよい　小さすぎる）

●本書で役立った内容を具体的にお教えください。

●本書で足りなかった点、今後追加してほしい内容を具体的にお教えください。

●今後「クイックノート」シリーズでほしいテーマは何ですか？

●実習、国試対策など看護学生生活に関して、何か困っていること、もっと知りたいことがあれば、具体的にお教えください。

■急性循環不全

観察 ポイント	●循環血液量減少性ショック、心原性ショックを起こしていないか ●高血圧、低血圧、不整脈（徐脈、頻脈、期外収縮） ●体温、脈拍（数、強さ、リズム）、血圧、出血、ドレーンの排液量・性状、輸液量、時間尿量、末梢循環、皮膚の色・温度 ●急性腎不全を起こしていないか ●術中の出血量や脈拍、血圧などの循環に関するデータ ●赤血球数（RBC）、ヘモグロビン（Hb）、ヘマトクリット値（Ht） ●心電図モニタ（術後24時間程度はモニタリングする）
ケアの ポイント	●疼痛の程度を聞き、痛みが強くならないうちに痛み止めを使用し、疼痛コントロールに努める ●輸液を指示された量・速度で投与する ●体位変換により急激に血圧が変動することがあるため、ゆっくりと、体幹を支えながら体位変換を行う ●末梢冷感が強いときは温罨法（おんあんぽう）や寝具を増やすなど、保温に努める
経過でみる ポイント	●患者さんは術前から不安や緊張、不眠があり、さらに術前の検査などがストレスとなっている ●術直後には麻酔から覚醒して疼痛が強くなり交感神経が優位となってカテコールアミンの分泌増加、レニン・アンジオテンシン・アルドステロン系の賦活化によって血管収縮、心拍数の増加などが起こる。このことが循環不全を起こす引き金となる ●ムーアの第1相（P.66）では、手術によって細胞外液がサードスペースに移行して循環血漿量が減少する。循環血漿量が減少すると腎血流量が減少して尿量が減少する。術中から術後1日目までは尿量が急激に変動する

■術後出血

観察ポイント	●創部ドレーンの排液の量・性状 ●頻脈、血圧低下、皮膚の色、顔色(顔面蒼白)など ●創部からの出血の有無
ケアのポイント	●ドレーンは最低2か所で皮膚に固定する ●移動や体位変換の際にドレーンが引っ張られることがないように注意する
経過でみるポイント	●術直後から術後24時間はとくに術後出血を起こしやすい ●バイタルサインは患者さんの負担にならない範囲でこまめに測定し、血圧や脈拍の変化があればすぐに報告する。術前に抗凝固薬や抗血小板薬を内服していた患者さんや凝固機能に異常があった患者さんはとくに注意が必要である ●ドレーンの留置位置を確認し、正常時の排液の量・性状を前もって把握しておき、異常の早期発見に役立てる ●ドレーンの排液は、術直後は血性の排液がみられるが、日を追って徐々に淡血性、淡々血性となっていき、排液量も徐々に減っていく。出血量を把握できるように、患者さんのベッドサイドに訪れたときには必ず排液量と性状を確認する ●ドレーンから血性の排液量が急激に増える場合は術後出血を疑う

■呼吸器合併症(麻酔薬の残存、筋弛緩薬の使用による気道閉塞)

観察ポイント	●呼吸回数、呼吸のリズムや深さ、咽頭部の呼吸音 ●呼吸音の術前の状態との比較、呼吸音に左右差、減弱や消失部位があるか、副雑音があるかなど ●SpO₂が急激に下がる場合は、舌根沈下や痰、分泌物の貯留による気道閉塞を疑う

ケアの ポイント	●枕は使用せずに気道確保しやすい状態で臥床させる ●痰を臥床したまま排出できるようにティッシュペーパーを手の届く範囲に置く ●創痛のため痰を排出できないときは、創部を押さえながら排痰法を行う ●痰を自己喀出できなければ吸引を行う
経過でみる ポイント	●術後の呼吸器合併症が起こりうる期間は長い。術直後に起こるリスクが高い呼吸器合併症は気道閉塞である ●気道閉塞は呼吸困難を引き起こし短時間で生命を危機にさらすため、術直後で麻酔の影響が残っているときには頻回に患者さんのベッドサイドを訪れ呼吸状態を観察する

■急性疼痛

観察 ポイント	●患者さんの表情、血圧などから痛みをがまんしていないか判断する
ケアの ポイント	●痛み止めを使えることを説明する ●不安や不快、恐怖が刺激となって疼痛が増強するので、療養環境を整え、手術が終わったこと、痛みをがまんする必要がないことなどを説明し安心感を与える援助を行う
経過でみる ポイント	●術前から痛みとその鎮痛方法について説明することで患者さんは痛みに対して適切なイメージをもつことができる ●術後疼痛は一般的に麻酔から覚醒すると強くなり、術後4〜9時間で最も強い痛みとなり、術後24〜72時間では断続的な痛みとなる[1]といわれている ●この時期は最も痛みの強い時期であるため、疼痛コントロールが重要となる

■急性腎不全

観察 ポイント	●一般的な尿量のめやすは1〜1.5mL/kg体重/時である。ムーアの分類の第1相(P.66)は乏尿期となるが、最低限0.5mL/kg体重/時の尿量があることを確認する。これを下回ると急性腎不全のリスクが高まる ●血液検査データ(血液生化学検査、尿素窒素[BUN]、クレアチニン[Cr]) ●血圧や脈拍を測定し急性循環不全を起こしていないかを確認する
ケアの ポイント	●輸液を指示された量・速度で投与する ●疼痛は急性循環不全を引き起こすこともある。急性循環不全は急性腎不全を引き起こす原因となるため、疼痛の程度を聞き、痛みが強くならないうちに痛み止めを使用し、疼痛コントロールに努める ●体位変換は急性循環不全を引き起こすこともある。急性循環不全は急性腎不全を引き起こす原因となるため、体位変換はゆっくりと体幹を支えながら行う
経過でみる ポイント	●ムーアの分類の第1相(P.66)では、手術侵襲により細胞外液がサードスペースに移行し循環血漿量が減少する。循環血漿量が減少すると血管が収縮し、腎血流量が減少して尿量が減少する。いわゆる乏尿期ではあるが、医師の指示した最低限の尿量が確保できなければ急性腎不全を起こすリスクが高くなる ●輸液量と1時間あたりの尿量を観察し、異常があればすぐに報告する

Check

●血圧と尿量は密接に関連しています。
●腎臓への血流量が減ることで尿量も減ると理解すれば簡単です。

■深部静脈血栓症（肺血栓塞栓症）

観察ポイント	●足関節を背屈したときに腓腹部に痛みがあるか（ホーマンズ徴候） ●下腿にマンシェットを巻き加圧したときに痛みがあるか（ローエンベルグ徴候） ●大腿静脈や膝窩静脈を圧迫する、腓腹部を圧迫するなどにより痛みがあるか ●静脈に沿って発赤、腫脹、熱感、疼痛などの血栓性静脈炎が起こっていないか ●左右の下肢の周囲径を比較して1cm以上の差がないか ●D-ダイマーが上昇していないか
ケアのポイント	●弾性ストッキングを正しく履かせる ●間欠的空気圧迫法（フットポンプ・カーフポンプの装着）を行う ●下肢の底屈、背屈運動を自主的に行うよう促す ●上記の自動運動が行えない場合、下肢を足首からふくらはぎに向けて血液を搾り出すようにマッサージを行う ●脱水にならないよう指示された量の輸液が適切に行われているか管理する
経過でみるポイント	●手術による静脈壁の損傷や出血などから、凝固能が亢進しており、また術中の長時間の同一体位、術後の疼痛やドレーンなどによる体動の制限があり、深部静脈に血栓ができやすい時期である ●肺血栓塞栓症を起こしやすいのは初回歩行のときである。歩行が開始となる前から血栓ができないようにケアし、観察する。血栓が疑われるようであればすぐに報告する

〈参考文献〉1. 鎌倉やよい, 深田順子：周術期の臨床判断を磨く 手術侵襲と生体反応から導く看護. 医学書院, 東京, 2008：112.

必要な看護の知識

1 ▶ ムーアの分類

●手術侵襲を受けた患者さんにはさまざまな生体反応が起こります。

第1相
傷害期(または異化期)
術後48～72時間

生体反応の特徴

●神経内分泌系の反応が中心
●ノルアドレナリン・アドレナリン、副腎皮質刺激ホルモン、コルチゾール(糖質コルチコイド)、抗利尿ホルモン(ADH)、成長ホルモン、レニン・アンジオテンシン・アルドステロン、グルカゴンの分泌促進
●アドレナリンの分泌により、心拍数・収縮力の増加が起こり、循環血液量の維持(血圧の維持)が図られる
●ノルアドレナリンの分泌により、血管は収縮し、血圧は維持される
●ADH、アルドステロンの分泌増加による水・Naの再吸収の促進により、尿量が減少する
●グルカゴンの分泌により、グリコーゲンのグルコースへの分解が促進される。筋タンパク質や体脂肪が分解され糖新生が亢進する

臨床症状

●体温上昇
●循環血液量の不足
●頻脈
●血糖上昇
●サードスペースへの水分貯留
●尿量減少
●腸蠕動停止または微弱

●体重減少
●疼痛
●活動性の低下
●無関心
●無欲求

創の状態

●術創の疼痛あり
●創部の癒合は弱く、糸を切れば容易に離開

●ムーアはこの生体反応について手術侵襲から回復過程を4相に分類しています。術後の患者さんに急激に起こる独特な生体反応が正常であるか異常であるか判断するためには、ムーアの分類をしっかり理解する必要があります。

第2相	第3相	第4相
転換期 術後3日前後に始まり、1～2日間持続する	筋力回復期（または同化期） 術後1週間前後から始まり、術後2～5週間持続	脂肪蓄積期 術後2～5か月後
●神経・内分泌反応が鎮静化に向かい、水・電解質平衡が正常化していく ●ADHやアルドステロンによってサードスペースに貯留していた水分が体循環系へ戻り、Naと過剰な水分は尿として排出される（利尿期）	●タンパク質代謝が同化傾向となり、筋タンパク質が回復する ●日常生活の正常化	●筋タンパク質の合成が進み、脂肪が蓄積される ●女性では月経が再開するなど性機能の正常化
●体温の正常化 ●脈拍の正常化 ●尿量の増加 ●腸蠕動の回復 ●排ガス ●疼痛の軽減 ●周囲への関心が出る	●バイタルサインの安定 ●活動性の回復 ●食欲の回復 ●筋肉量の回復 ●便通の正常化	●脂肪蓄積による体重の増加 ●体力の回復 ●月経の再開（女性）
●術創部痛は消失 ●創部は癒合	●術創部痛はまったく消失 ●赤色瘢痕	●白色瘢痕

〈参考文献〉矢永勝彦，高橋則子 編：系統看護学講座 別巻 臨床外科看護総論 第11版．医学書院，東京，2017：14-16.

2 ▸ おもな術後合併症（術直後）

■おもな術後合併症（術直後）

術後合併症	原因など	観察装置
麻酔覚醒遅延	●麻酔薬や筋弛緩薬の残存、鎮痛薬や鎮静薬の使用、低体温、低血糖・高血糖、電解質異常、高二酸化炭素血症、低酸素血症などが原因となって麻酔からの覚醒が遅くなる ●気管内チューブを抜去したあとに覚醒遅延の状態が続くと呼吸抑制の危険がある	●心電図モニタ（呼吸波形） ●SpO_2モニタ
気道閉塞	●麻酔薬や筋弛緩薬の残存の影響により、気道内分泌物の貯留、舌根沈下が起こるため気道が閉塞しやすくなっている ●気管内チューブの挿入と抜管という物理的な刺激によって、声門浮腫、反回神経麻痺、咽頭けいれん、咽頭浮腫などが起こりやすく気道閉塞が起こる危険がある ●気道閉塞によって呼吸が停止すると生命が危機にさらされる	●心電図モニタ（呼吸波形） ●SpO_2モニタ
急性循環不全（ショック）	●出血、脱水などにより循環血液量が減少し末梢血管の虚脱が生じて血圧低下を起こす（循環血液量減少性ショック） ●心筋梗塞、心タンポナーデ、重篤な不整脈などにより心拍出量が減少し、血流が全身に行きわたらなくなる（心原性ショック）	●自動血圧計 ●心電図モニタ ●SpO_2モニタ ●膀胱留置カテーテル

術後合併症	原因など	観察装置
低体温	●全身麻酔によって体温調節中枢が抑制される。さらに術中は筋肉の活動もないため、熱が産生されなくなり体温が低下する。手術中に手術室が寒かったり、冷たい輸液や輸血が使用されたりすることで体温が低下する。また、開腹手術の場合には臓器が外気にさらされることで熱が奪われる。これらの原因から低体温を起こしやすい ●身体は体温が32〜35℃の軽度低体温に陥ると骨格筋が戦慄(シバリング)し、熱を産生しようとする ●シバリングが起こると酸素消費量が増大し、低酸素血症を引き起こす原因となる。低体温が進むと神経系では感覚鈍麻から昏睡状態となる。呼吸は頻呼吸から徐呼吸となり、やがて呼吸停止となる。循環は頻脈から徐脈となり、やがて心停止となる ●低体温は血液凝固障害を引き起こす	●自動血圧計 ●心電図モニタ ●SpO₂モニタ
術後出血	●手術中の止血が不完全であったり、血管の結紮糸(けっさつし)が外れることなどにより起こる ●創部やドレーンの排液からの出血量・性状を観察する ●100mL/時を超える出血がある場合は医師に報告する ●出血量が多い場合、出血性ショックのリスクが高くなる	●創部ドレーン ●胃管 ●創部ドレッシング ●自動血圧計 ●心電図モニタ ●SpO₂モニタ

術後合併症	原因など	観察装置
低酸素血症	●麻酔薬・筋弛緩薬の残存や鎮静薬の使用による低換気、肺胞が虚脱してしまう無気肺、術後疼痛、術中の出血によるヘモグロビン量の低下が原因となって、体に十分な酸素が取り込めず低酸素血症を起こしやすい ●低酸素血症は創傷治癒を遅らせる原因となる	●心電図モニタ（呼吸波形） ●SpO$_2$モニタ
低血圧	●麻酔薬の残存による末梢血管抵抗の減少、術中・術後の出血やサードスペースへの水分の移行（手術侵襲によって血管透過性が亢進し、細胞内でも血管内でもない場所に水分がたまる現象）が原因となって循環血液量が減少し、低血圧を起こしやすい	●自動血圧計 ●心電図モニタ
高血圧	●既往に高血圧症がある患者さんの降圧薬からの離脱症状、高二酸化炭素血症、低酸素血症、頭蓋内圧亢進、疼痛、過剰な輸液、戦慄（シバリング）が原因となって高血圧を起こしやすい	●自動血圧計 ●心電図モニタ ●心電図モニタ（呼吸波形） ●SpO$_2$モニタ
不整脈	●β遮断薬の使用、麻酔薬や筋弛緩薬の残存、心筋虚血、低体温、低酸素血症、アシドーシス、循環血液量の減少、電解質バランスの異常、術後交感神経活動の亢進、疼痛、不安などが原因となって不整脈を起こしやすい	●自動血圧計 ●心電図モニタ
深部静脈血栓症	●術中は全身麻酔のために下肢の運動ができない。術後は安静臥床や疼痛のために下肢の筋肉を動かすことが少なくなる。そのため、下肢の血液がうっ滞して血栓ができやすい ●さらに手術で傷ついた静脈壁を修復するために血液凝固能が亢進するため、術後は深部静脈血栓症を起こしやすい	●深部静脈血栓症は観察装置による観察はできない。定期的に看護師が下肢径の左右差や皮膚の色、ホーマンズ徴候などを確認する

3 ▶ 術後ベッドの準備

● 全身麻酔で手術を受けた直後の患者さんの看護で重要なのは異常の早期発見に努め、術後合併症を予防する援助を行うことです。その援助の1つに術後ベッドの準備があります。患者さんの安全を確保する術後ベッドを準備するためには術後合併症の知識が不可欠です。

● 全身麻酔から覚めた直後の患者さんに起こる可能性のある術後合併症には、発症したら短時間で命が危険にさらされてしまうものが複数あり、それらの合併症を起こさないように、また起こったときにすぐに発見・対処できるように準備します。

● 心電図モニタなどの観察機器を装着します。さらに、手術創の観察やドレーン、チューブなどを適切に管理するための環境づくりが必要です。

■ 術後ベッドの準備の流れ

【ベッドの準備】
● 頭部と手術部位にあたる箇所に防水シーツを敷く
● 電気毛布でベッドを温める
● 枕は気道閉塞を起こしやすいため置かない

【酸素吸入と吸引の準備】
● 酸素流量計と吸引器をアウトレットに接続し、すぐに使えるようにする
● 吸引チューブ、アルコール綿、蒸留水、蒸留水用カップ、プラスチックグローブ、ディスポーザブルエプロン、ビニール袋など必要物品をベッドサイドに準備する

【嘔吐・口渇に対する準備】
● ガーグルベースン、水を入れた吸い飲み、ティッシュペーパー、ビニール袋を患者さんのベッド移動のじゃまにならない場所にまとめておく

【医療電子機器などの準備】
● フットポンプ、輸液ポンプ、心電図モニタ（SpO$_2$プローブ、ディスポーザブル電極、非観血的血圧測定用マンシェット）、点滴スタンドをすぐに使えるように準備しておく

4 ▶ ドレーンの排液の量と性状の観察

● ドレーンの排液の量と性状を観察することで、体の内部で起こっていることを把握できます。

● 疾病と手術部位、術式、患者さんの状態によっても異なりますが、淡血性〜漿液性で、1日100〜200mL以下が一般的です。

● 突然量が増えたり、性状が変わったりした場合は、患者さんに何か異変が起こっていると考えられます。

■ 排液の量・性状と対処方法

	正常	異常	原因	対処方法
色	淡血性〜漿液性	血性	出血	● バイタルサインのチェック ● 医師への報告
		混濁、 浮遊物	感染	● 排液をグラム染色、培養 ● 医師への報告
		気体	空気漏れ	● 接続部のゆるみやドレーンが抜けていないかをチェック ● 医師への報告
量	1日100〜200mL以下 (めやす)	血胸や術直後の場合で1時間に200mL以上の血性排液	出血	● 直ちに医師に報告 ● バイタルサインのチェック

清水潤三, 曽根光子：はじめてのドレーン管理. メディカ出版, 大阪, 2007：41.より一部改変

5 ▶ 深部静脈血栓症の徴候・症状の観察ポイント

● 深部静脈血栓症（DVT：deep venous thrombophlebitis）は、日々の観察による早期発見がとても重要です。

● ただし、DVTはその3分の2以上が無症候性（症状がまったく現れない）といわれているため、肺血栓塞栓症（PTE：pulmonary thromboembolism）が突然発症することもあります。症状がないからといって安心せずに、観察やケアを行っていきましょう。

【①ホーマンズ徴候】

● 患者さんを仰臥位または長座位とし、看護師が膝を軽く押さえながら足関節を背屈させます。このとき、腓腹部（ふくらはぎ）に痛みが現れる場合はDVTを疑います。

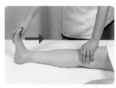

根拠 DVTによって不完全に閉塞されている静脈が、足の背屈運動によって完全に閉塞されて急激に静脈還流圧が上昇するために痛みが出現する。

【②ローエンベルグ徴候】

● 患者さんの下腿に血圧計のマンシェットを巻いて加圧します。60〜150mmHgの圧迫で痛みが現れる場合はDVTを疑います。

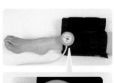

根拠 DVTによって不完全に閉塞されている静脈が、下腿の圧迫によって完全に閉塞されて急激に静脈還流圧が上昇するために痛みが出現する。

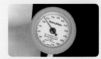

60〜150mmHgで痛みがあるか

資料	# サードスペースとは

- 手術や外傷などの侵襲を受けることで、水分、ナトリウムが細胞外に漏れ、間質に移動してできたスペースをサードスペースといいます（下図）。
- サードスペースに貯留した体液は、有効な循環血液量として使用することができません。サードスペースに貯留した体液は、術後2〜3日ごろにリンパ系を通って血管内に戻り、最終的には尿として排出されます。
- そのために、手術直後から術後1日目は尿量が減少し、術後2〜3日目になると尿量が多くなります。

■体液とサードスペースの関係の模式図

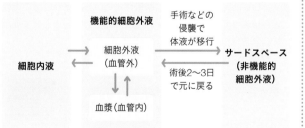

術後
（術後1日目〜）

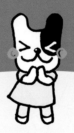

術後1日目以降も患者さんには
さまざまな合併症のリスクがありますので、
早期発見だけでなく予防することが大切です。
また、回復促進のために離床も開始されるため、
患者さんの安全に配慮しながら援助していきます。
ここでは、観察項目とポイントを
術後1日目、術後2日目、術後3日目に分けて解説していきます。

かかわりかたのポイント

【術後1日目〜の患者さん】

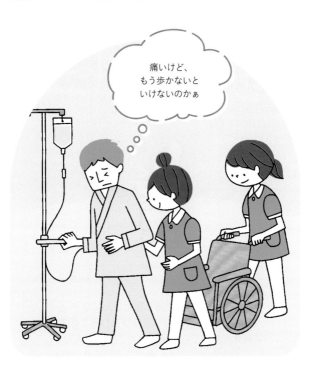

【かかわりかた】

●術後1日目以降もさまざまな合併症が起こるリスクがあります。どの合併症を起こすリスクが高いか、一般的に出現するといわれている合併症と患者さんの既往や生活習慣などの情報を合わせてアセスメントし、観察やケアの優先度の高い合併症を把握することが重要です。

●術後合併症は早期発見だけではなく予防も大切です。観察だけではなく同時に予防のためのケアも計画していきましょう。

●この時期には回復促進のために離床も開始されます。術後の初回離床にはさまざまなリスクが潜んでいます。患者さんの安全を確保できる離床方法を計画することが大切です。

●術後1日目の患者さんは痛みが強く、点滴やドレーン、膀胱留置カテーテルなどの複数のチューブが挿入されているため、「昨日手術したばかりなのに……」、「こんな状態で起きるなんて無理」、「痛くて、痛くて少しも動けない」と思ってしまいます。離床の大切さを説明し、痛みをとってから起きること、ひとりで起きるのではなく看護師や医師のサポートを受けながら起きることを伝え、患者さんの離床の意欲を高めます。

術後の観察項目とポイント（術後1日目）

【術後1日目の患者さんの状態】

● 強い疼痛により深呼吸や痰の排出ができないため無気肺になる
リスクがあります。術後出血のリスクも高い状態です。

● 体温と脈拍は増加し、腸蠕動は停止または微弱であり、高血糖
となります。さらにサードスペースへの水分の移行によって尿
量は減少します。これらの変化は手術侵襲による正常な生体反
応ととらえることができます。

● 安静解除となれば離床を進めます。術後初めての離床では、深
部静脈血栓症による肺血栓塞栓症を起こす危険があります。

■術後出血

観察 ポイント	●【術後出血（術直後［術当日］）の観察ポイント（P.62）】を 継続 ● 血液検査データ（赤血球数[RBC]、ヘモグロビン[Hb]、 ヘマトクリット値[Ht]）
ケアの ポイント	●【術後出血（術直後［術当日］）のケアのポイント（P.62）】 を継続
経過でみる ポイント	●【術後出血（術直後［術当日］）の経過でみるポイント （P.62）】を継続

■呼吸器合併症（無気肺）

観察ポイント	●呼吸回数、呼吸のリズムや深さ、呼吸音、SpO₂、痰の量や性状、血液ガス検査、胸部X線写真
ケアのポイント	●術前に練習した排痰法と呼吸訓練を実施する。創痛のため咳ができない場合は、創部を押さえるなど痛みをやわらげる工夫をする ●自力での排痰が困難な場合は吸引を行う ●意識的に深呼吸の回数を増やすよう促す
経過でみるポイント	●術後は痰などの分泌物で末梢気管支が閉塞し、創痛により浅い呼吸を繰り返すため無気肺を発症しやすい ●無気肺を防ぐために患者さん自身に痰を排出してもらい、意識的に深呼吸をしてもらう

■急性疼痛

観察ポイント	●疼痛の程度やパターン ●鎮痛薬の使用状況や効果
ケアのポイント	●痛みの少ない体位を工夫する ●痛みのパターンを把握して鎮痛薬を効果的に使用する
経過でみるポイント	●ベッド上臥床では痛みは小さいが、体動により痛みが出現する ●疼痛が動作の妨げとならないようにする

術後の観察項目とポイント（術後1日目）

第6章

■深部静脈血栓症（肺血栓塞栓症）

観察ポイント	◎【深部静脈血栓症（肺血栓塞栓症）（術直後［術当日］）の観察ポイント（P.65）】を継続 ◎離床や歩行時に肺血栓塞栓症の症状（突然起こる呼吸困難、胸痛、チアノーゼ、咳嗽、SpO$_2$の急激な低下）がないか観察する
ケアのポイント	◎早期離床で深部静脈血栓症を予防できることを説明し離床や歩行を促す ◎離床が進まない場合には弾性ストッキングや間欠的空気圧迫法を継続し、下肢の底屈・背屈運動を促す ◎【深部静脈血栓症（肺血栓塞栓症）（術直後［術当日］）のケアのポイント（P.65）】を継続
経過でみるポイント	◎肺血栓塞栓症は術後、離床や歩行開始時に発症しやすいため、初回歩行の前には深部静脈血栓症の有無の観察を行う ◎離床や歩行をする患者さんの呼吸状態を観察し、異常があればすぐに対処する

■皮膚トラブル

観察ポイント	◎手術の際の消毒液や血液が皮膚に残っていないか ◎ドレッシング材やドレーンを固定するテープによる発赤やかぶれなどの皮膚トラブルが起こっていないか
ケアのポイント	◎全身清拭を行い、消毒液や血液を完全に落とす ◎テープによる発赤やかぶれなどの皮膚トラブルがあれば、テープの固定位置を変える
経過でみるポイント	◎術後の全身清拭は皮膚トラブル予防を目的に行う

■外科的糖尿病

観察ポイント	◎血液検査（血糖値）、意識レベル、尿中ケトン体・血中ケトン体、低血糖症状

ケアの ポイント	●医師の指示のもと血糖値を定期的に測定する ●スライディングスケールの指示がある場合にはインスリンを投与する
経過でみる ポイント	●麻酔や手術の強いストレスが作用して、術後は高血糖状態が数日間続く。高血糖が続くと創傷治癒の遅延や易感染の助長、後に縫合不全を起こすリスクが高くなるため血糖コントロールを行う

■急性腎不全

観察 ポイント	●1時間ごとの尿量【急性腎不全(術直後[術当日])の観察ポイント(P.64)】参照 ●血液検査データ(尿素窒素[BUN]、クレアチニン[Cr])
ケアの ポイント	●【急性腎不全(術直後[術当日])のケアのポイント(P.64)】を継続
経過でみる ポイント	●【急性腎不全(術直後[術当日])の経過でみるポイント(P.64)】を継続

■術後感染(点滴刺入部からの感染)

観察 ポイント	●点滴刺入部の発赤や膿様の付着物の有無 ●点滴ルートや点滴針の接続部が外れていないか、点滴針を固定しているテープに血液や点滴液のしみだしがないか ●点滴刺入部の静脈に発赤や熱感がないか
ケアの ポイント	●離床や歩行により点滴ルートが外れないよう注意する ●点滴液のしみだしがみられた場合は、しみだしの原因を確認する
経過でみる ポイント	●術前の栄養状態不良、血糖コントロール不良、喫煙、ステロイド薬使用がある場合にはとくに感染の早期発見に努める ●点滴を扱う際にはすべて無菌操作で行う

▓ 術後感染（創部感染）

観察ポイント	●創部の発赤、ドレーンの排液の性状、体温
ケアのポイント	●閉鎖式ドレーンでは清潔操作で排液を廃棄する ●ミルキングが可能な閉鎖式ドレーンではミルキングを行い排液が滞らないようにする ●開放式ドレーンでは無菌操作でガーゼ交換を行う
経過でみるポイント	●術前の栄養状態不良、血糖コントロール不良、喫煙、ステロイド薬使用がある場合にはとくに感染の早期発見に努める ●創部やドレーンを扱うときはすべて無菌操作で行う

▓ 術後感染（尿路感染）

観察ポイント	●膀胱留置カテーテル挿入部の発赤や分泌物の有無 ●尿の混濁や浮遊物の有無
ケアのポイント	●陰部洗浄を行い清潔に保つ ●採尿バッグの尿は清潔操作で廃棄する
経過でみるポイント	●膀胱留置カテーテルは留置期間が長くなるほど尿路感染症のリスクが高くなるため、早期に抜去する ●留置中は感染予防のために毎日陰部洗浄を行う ●術前の栄養状態不良、血糖コントロール不良、喫煙、ステロイド薬使用がある場合にはとくに感染の早期発見に努める

▓ 精神状態（不安の軽減）

観察ポイント	●不安や緊張、疼痛をがまんしている表情やしぐさ ●苦痛の訴えや悲観した言動
ケアのポイント	●痛みはがまんしなくてよいことを伝える ●チューブ類は徐々に少なくなることを説明する ●回復の兆しがあれば、患者さんに知らせる ●家族との面会を勧める

経過でみる ポイント	●創部痛やドレーン類が挿入されていることによる体動の制限などにより苦痛を強いられ、恐怖や不安が強くなっている ●ムーアの分類（第1相）（P.66）では無関心、無欲求の時期であり、離床や清拭を勧めても関心を示さないことがあるため、早期回復のための援助を受け入れてもらえるように説明する

■早期離床

観察 ポイント	●離床前の観察：疼痛の有無や程度、SpO$_2$、深部静脈血栓症の徴候の有無 ●離床中の観察：血圧、脈拍、顔面蒼白、冷汗、めまい、嘔気、耳鳴り、視野狭窄
ケアの ポイント	●術前に訓練した離床方法で離床を進める ●術前に訓練はしているが、実際の離床では体動時に疼痛が出現したり、ドレーンや点滴などのチューブ類が患者さんの動作を妨げたり、またバイタルサインが安定していないこともあるため段階的に離床を進めるようにする ●ファウラー位➡長座位➡端座位➡ベッドサイド立位➡ベッドサイド足踏み➡病室内歩行➡病棟内歩行のように段階的に離床を拡大していく ●初回歩行では足取りがしっかりしないことや、迷走神経反射や起立性低血圧から気分不快が起こる可能性があるため、歩行中は車椅子を常に使える工夫をしておく（車椅子を押した看護師を併走させるなど）
経過でみる ポイント	●術後24時間程度は安静に過ごすが、可能であれば術後1日目には離床を開始する ●離床を開始したときが深部静脈血栓症による肺血栓塞栓症を起こすリスクが最も高い ●術後初回の歩行では、迷走神経反射や起立性低血圧から気分不快や失神を起こすリスクが高い ●患者さんが転倒するようなことがないように常に患者さんを観察し、症状が少しでも現れたらただちに臥床させるようにする

術後の観察項目とポイント（術後2日目）

【術後2日目の患者さんの状態】

●無気肺、急性腎不全のリスクが高い状態ですが、疼痛は術後1日目より減少し、術後出血のリスクは下がります。

●体温の上昇、頻脈、腸蠕動音の停止または微弱、高血糖、尿量減少という生体反応は続きます。疼痛をコントロールし離床を進めます。

▓術後出血

観察ポイント	●【術後出血（術直後［術当日］）の観察ポイント（P.62）】を継続
ケアのポイント	●【術後出血（術直後［術当日］）のケアのポイント（P.62）】を継続
経過でみるポイント	●術後出血のリスクは低下するが引き続き観察し早期発見に努める ●こまめなバイタルサイン測定を行う。ドレーン排液の性状・量の観察【術後出血（術直後［術当日］）の経過でみるポイント（P.62）】参照 ●ドレーンの挿入されている部位によって排液の性状や量は異なるが、術後2日目では淡血性〜淡々血性となる

■呼吸器合併症（無気肺）

観察ポイント	●呼吸回数、呼吸状態、呼吸音、SpO₂、痰の量や性状、血液ガス検査
ケアのポイント	●離床が進むと呼吸や排痰がしやすくなる ●【呼吸器合併症（無気肺）（術後1日目）のケアのポイント（P.79）】を継続
経過でみるポイント	●気管からの分泌物が多く、排出が困難であれば無気肺のリスクは続く ●無気肺の予防には離床を進め呼吸や排痰がしやすいようにすること、術前から練習した呼吸訓練や排痰法を継続することが大切である

■急性疼痛

観察ポイント	●疼痛の程度やパターン ●硬膜外麻酔のカテーテルが抜去された場合には疼痛が増強する可能性があるため、疼痛のパターンを把握し、鎮痛薬を使用するタイミングに役立てる
ケアのポイント	●痛みの少ない身体の動かしかたを工夫する。そのためにギャッジベッドを最大限に利用する ●【急性疼痛（術後1日目）のケアのポイント（P.79）】を継続
経過でみるポイント	●疼痛は断続的な痛みとなり、体動に合わせて痛みが出現する程度となるが、硬膜外麻酔のカテーテルが抜去されると、術後1日目に自制内であった疼痛が急に増強することがある ●離床を進め、排痰法や呼吸訓練を継続する必要がある時期であるため、疼痛をコントロールし重篤な術後合併症を予防する

■深部静脈血栓症（肺血栓塞栓症）

観察ポイント	●【深部静脈血栓症（肺血栓塞栓症）（術後1日目）の観察ポイント（P.80）】を継続
ケアのポイント	●深部静脈血栓症が疑われたらすぐに離床を中止し、医師に報告する ●歩行距離が延びたら弾性ストッキングの着用と間欠的空気圧迫法を中止する ●脱水にならないように輸液が適切に行われているか管理する
経過でみるポイント	●術後1日目に離床がほとんど進まなかった患者さんでは、引き続き離床や歩行を開始する前に深部静脈血栓症が起こっていないことを確認し、歩行中の患者さんの呼吸状態を常に注意し、異常があればすぐに対処する

■外科的糖尿病

観察ポイント	●【外科的糖尿病（術後1日目）の観察ポイント（P.80）】を継続
ケアのポイント	●【外科的糖尿病（術後1日目）のケアのポイント（P.81）】を継続
経過でみるポイント	●【外科的糖尿病（術後1日目）の経過でみるポイント（P.81）】を継続

Check

●術後2日目は1日目より離床が進むことで、患者さんは一歩ずつ回復していることを実感します。
●一方、術後合併症のリスクはまだまだ続くため、異常の早期発見のためにこまめな観察を継続しましょう。

■術後感染（点滴刺入部からの感染）

観察 ポイント	●【術後感染（点滴刺入部からの感染）（術後1日目）の観察 ポイント（P.81）】を継続 ●白血球数（WBC）、CRP、発熱
ケアの ポイント	●術後感染（点滴刺入部からの感染）（術後1日目）のケアの ポイント（P.81）】を継続
経過でみる ポイント	●【術後感染（点滴刺入部からの感染）（術後1日目）の経過 でみるポイント（P.81）】を継続

■術後感染（創部感染）

観察 ポイント	●【術後感染（創部感染）（術後1日目）の観察ポイント （P.82）】を継続 ●白血球数（WBC）、CRP、発熱
ケアの ポイント	●【術後感染（創部感染）（術後1日目）のケアのポイント （P.82）】を継続
経過でみる ポイント	●【術後感染（創部感染）（術後1日目）の経過でみるポイン ト（P.82）】を継続

■術後感染（尿路感染）

観察 ポイント	●【術後感染（尿路感染）（術後1日目）の観察ポイント （P.82）】を継続 ●尿道口の不快感や発熱がないか観察する ●白血球数（WBC）、CRP
ケアの ポイント	●【術後感染（尿路感染）（術後1日目）のケアのポイント （P.82）】を継続
経過でみる ポイント	●【術後感染（尿路感染）（術後1日目）の経過でみるポイン ト（P.82）】を継続

■精神状態(不安の軽減)

観察ポイント	●硬膜外麻酔のカテーテルが抜去されたことによる痛みの増強が不安を与えていないか ●【精神状態(不安の軽減)(術後1日目)の観察ポイント(P.82)】を継続
ケアのポイント	●痛みの増強は硬膜外麻酔のカテーテルを抜去したためであることを説明し、状態が悪くなっているのではないことを説明する ●回復の兆しがあれば、患者さんに知らせる ●家族との面会を勧める
経過でみるポイント	●ドレーンやチューブ類による体動制限などで苦痛を強いられ、硬膜外麻酔のカテーテルが抜去されたことによる疼痛がさらに恐怖や不安を強くさせる ●早期回復のための援助を受け入れてもらえるよう説明する ●【精神状態(不安の軽減)(術後1日目)の経過でみるポイント(P.83)】参照

■早期離床

観察ポイント	●【早期離床(術後1日目)の観察ポイント(P.83)】を継続
ケアのポイント	●患者さんと話し合って前日より歩行距離を延ばすような目標を立てる ●前日に離床が進まなかったり、疼痛が増強している場合は、迷走神経反射や起立性低血圧によって気分不快が起こる可能性が高いため、歩行中は車椅子を常に使える工夫をしておく
経過でみるポイント	●引き続き離床を進める ●前日に離床が進んでいない場合は深部静脈血栓症による肺血栓塞栓症を起こすリスクがある ●術後初回の歩行では、迷走神経反射や起立性低血圧から気分不快や失神を起こすリスクが高い ●前日よりも歩行距離が延ばせるように援助する

術後の観察項目とポイント（術後3日目）

【術後3日目の患者さんの状態】

●まだ疼痛はありますが、歩行距離が延びてきて深部静脈血栓症のリスクが低下します。体温・脈拍は正常に戻り、腸蠕動が回復して排ガスがみられます。利尿期に入るため尿量が増加します。

●十分に排痰ができないと肺炎のリスクが高くなります。また感染があると創部やドレーンから膿様の滲出液が排出され、発熱などの徴候が現れます。

■呼吸器合併症（肺炎）

観察ポイント	●発熱、呼吸回数、呼吸状態、呼吸音（副雑音の有無）、SpO₂、痰の量や性状、白血球数（WBC）、CRP
ケアのポイント	●離床を進めることで呼吸や排痰が容易になる ●排痰法を実施する ●自力での排痰が困難な場合は吸引を行う
経過でみるポイント	●排出できずに末梢気管支に残った痰に細菌が繁殖し肺炎を起こすリスクが高くなる ●離床を進めて呼吸や排痰を容易にし、排痰法を継続する

■術後感染（点滴刺入部からの感染）

観察ポイント	●【術後感染（点滴刺入部からの感染）（術後1日目）の観察ポイント（P.81）】を継続 ●発熱
ケアのポイント	●術後感染（点滴刺入部からの感染）（術後1日目）のケアのポイント（P.81）】を継続
経過でみるポイント	●術後感染（点滴刺入部からの感染）（術後1日目）の経過でみるポイント（P.81）】を継続

■ 術後感染（創部感染）

観察 ポイント	●【術後感染（創部感染）（術後1日目）の観察ポイント （P.82）】を継続
ケアの ポイント	●【術後感染（創部感染）（術後1日目）のケアのポイント （P.82）】を継続 ●必要であれば無菌操作により創部ガーゼまたはドレッシング材を交換する
経過でみる ポイント	●【術後感染（創部感染）（術後1日目）の経過でみるポイント（P.82）】を継続

■ イレウス

観察 ポイント	●腹部膨満、腹部打診音、腸蠕動音、悪心、嘔吐、腹痛、腹部 膨満感、排ガスの有無、腹部X線検査
ケアの ポイント	●離床を進め腸管運動を促進する ●創部を避けた腹部や背部の温罨法は腸管運動を促進する
経過でみる ポイント	●全身麻酔の術後は腸管運動が停止する。これは術後の生理的イレウスの状態で、通常は48〜72時間以内に回復する ●72時間を過ぎても排ガスや腸管運動がない場合は麻痺性イレウスを疑う

■ 早期離床

観察 ポイント	●疼痛の有無
ケアの ポイント	●より歩行距離を延ばすような目標を立てて離床を進める
経過でみる ポイント	●歩行する距離をさらに延ばせるように援助する

必要な看護の知識（早期離床とその後の経過）

1 ▶ 術後数日経過してから出現する合併症

●術後３日以上が経過すると、術後早期に起こるとされている合併症のリスクは低下していきます。しかし、既往歴や術前の生活習慣、離床の進み具合などによって、注意すべき合併症も一様ではありません。複数の情報から患者さんをアセスメントして、引き続き起こりやすい術後合併症の予防と早期発見に努める必要があります。

■術後数日後に出現する合併症

術後せん妄	●術後のさまざまな要因によって、術後2〜5日後に急激に症状が現れる ●高齢者に多く、幻覚や妄想、危険行動、精神的興奮、昼夜の逆転などが一過性にみられる ●精神的興奮や異常行動によって安静が保持できないことで、術後回復が遅延する可能性もあるため注意が必要である ●おもな誘発原因には、手術による不安、麻酔薬の影響、術後疼痛、血液ガス異常、電解質異常、術後の環境などが考えられている ケア ●術前から不安の強い患者さんには話を傾聴したり、できるだけそばにいる、タッチングをするなど不安の軽減に努める ●入院生活のなかで休息や睡眠がとれるように環境を整える ●危険行動が起こるとドレーンやチューブ類の事故抜去や、ベッドからの転落などにつながり治療の妨げになるため、患者さんの安全確保に努める
腸閉塞	●術直後の麻酔や筋弛緩薬の影響、開腹手術による刺激などによる消化管の蠕動運動の低下が術後2〜3日以降まで続き、排ガスがなく、腹部膨満が増強する場合には麻痺性のイレウスが疑われるが、この腸閉塞（イレウス）とは異なり、腸管が機械的・物理的に閉塞する術後の腸閉塞が術後3日以降に出現することがある。原因はおもに開腹術後の癒着（ゆちゃく）である。腹腔内の癒着によって腸管内腔が癒着し腸閉塞が起こる

腸閉塞（つづき）	●腹部膨満、腹痛、嘔気・嘔吐、排便がなくなるなどの症状が出現する
	●腹部X線撮影では、異常な腸管のガス像、腸管の拡張、ニボー像がみられる
	●既往に開腹手術、帝王切開などがある場合は腸閉塞を起こしやすい
	ケア ●腹部症状を観察し、早期発見に努める
	●離床を進め、術前の日常生活行動にできるだけ早く戻すよう努める
縫合不全	●術後に縫合部が十分に癒合せず、一部または全部が離開してしまう状態をいう。術後3日以降に発生する
	●局所的要因には、縫合部の血流障害、過度の緊張、内圧の上昇、感染、病変の残存などがある
	●全身的要因には、低酸素血症、低栄養、糖尿病、免疫の状態などが関係する
	●発熱、頻脈、白血球の増加、創痛、創部の発赤、腫脹、熱感、膿様の滲出液、ドレーンからの排液の性状の変化などがみられる
	ケア ●術前から栄養状態をよくするために食事環境を整える
	●術前から血糖値をコントロールする
	●術後の酸素療法を確実に行う
	●創部やドレーンの排液の観察、バイタルサインや血液検査のチェックを行い早期発見に努める
術後感染	●術後に発生する感染症で30日以内に発症したものを術後感染症という。術後3〜6日くらいに起こりやすい
	●手術操作が直接及ぶ部位に発症するものを手術部位感染と呼び、手術創部の感染、縫合不全、腹腔内感染などがある
	●手術部位以外に発症するものを術野外感染と呼び、呼吸器感染症、尿路感染症、カテーテル感染症、胆道感染症などがある
	●おもな原因は術中開放となった消化管、皮膚の常在細菌による術野の汚染である
	ケア ●術後感染症の発症には、手術創がどれだけ細菌に接触するかどうかが大きく影響するため、創部の管理（ドレッシング材の種類や交換方法、ドレーンの取り扱いかたなど）が重要となる
	●手術創以外に留置されているチューブ類や輸液を取り扱うときも清潔操作を徹底する

2 ▶ 早期離床の援助

●早期離床は多くの術後合併症の予防となり、また患者さんが回復しているということを実感できる重要な看護援助です。

●早期離床の必要性を説明し理解してもらい、患者さんが積極的に離床に取り組めるよう準備します（**下表**）。

●離床の前に疼痛の有無を確認し、疼痛があれば痛み止めを使用し、痛みがなくなる時間を狙って離床を促すようにします。

●次ページのように段階的に離床を拡大していきます。ドレーンや膀胱留置カテーテルなどのチューブ類が抜けていくにしたがって行動範囲を拡大します。

■早期離床の目的

□無気肺の予防（排痰の促進による）

□手術創の治癒促進（横隔膜が下がることで肺への酸素の取り込みが増加する）

□イレウスの予防（腸蠕動の回復を促進し、排ガスを誘発し、経口摂取が可能となる）

□尿路感染症の予防（トイレ歩行ができることにより膀胱留置カテーテルの早期抜去につながる）

□深部静脈血栓症を予防することで、肺血栓塞栓症のリスクを下げる（歩行によって下肢の筋肉のポンプ作用が回復）

□腰背部痛の予防、褥瘡の予防

□気分転換、不眠の解消

【早期離床の流れ】

● 初めて患者さんが離床するときは、いきなり立位をとると迷走神経反射や起立性低血圧が起こる危険があるので、**下表の順に離床を進める。**

● 次の体位をとる前に、患者さんに気分不快はないか、ふらふらしないかなどを聞き、立位になる前には一度血圧、脈拍、SpO_2を測定する。

①ファウラー位	②長座位
③端座位	④ベッドサイド立位
⑤ベッドサイドで足踏み	⑥病室内歩行
⑦病棟内歩行	

3 ▶ 離床時に念頭におきたいリスク

● 術後初めての離床や歩行では、注意すべき観察点が複数あります。観察を怠ると患者さんがけがをしたり、命にかかわるようなことにもなりかねません。**下表のリスクを念頭において、離床の際は患者さんの小さな反応も見逃さないように常に観察をしましょう。**

▓ 離床時に念頭におきたいリスク

| 迷走神経反射 | 【観察項目】
□冷汗
□気分不快
□顔面蒼白
□意識レベルの低下
□失神 | ●痛み止めを使って疼痛コントロールができていても、離床に伴う体動によって激しい痛みが生じることがある。激しい痛みは迷走神経反射を引き起こし、末梢血管拡張による血圧低下、脈拍数の低下から脳に十分な血液が送れなくなるリスクがある
●症状が観察されたら、すぐに離床を中止し、転倒しないように体を支え座位をとらせるか臥床させ、バイタルサインを測定し医師に報告する |

起立性低血圧	【観察項目】 □ふらつき □耳鳴り □視野狭窄 □頭痛	●術後に循環血液量が減少していると起こりやすい。臥床安静から立位になることで重力によって**血流が下肢に移行し血圧が低下**する。左記の症状が出現し、立位や歩行が困難になるリスクがある ●症状が観察されたら、すぐに離床を中止し、転倒しないように体を支え座位をとらせるか臥床させ、バイタルサインを測定し医師に報告する
肺血栓塞栓症	【観察項目】 □急激な 　呼吸困難 □胸痛	●術中・術後の体動制限により、離床前の患者さんは深部静脈血栓症を起こしているリスクがある ●気づかずに離床を進めると、血栓が血流に乗って移行し肺動脈を閉塞させ、突然死の原因となる ●ホーマンズ徴候やローエンベルグ徴候、下肢の観察をして深部静脈血栓症が疑われるときは離床を行わない ●症状が観察されたら、すぐに離床を中止し、SpO₂を測定するとともに医師を呼ぶ
障害物による転倒	【観察項目】 □転倒	●初回の離床は、ドレーンや膀胱留置カテーテルなどのチューブ類が留置されているまま行うことが多く、これらのチューブ類が体動や歩行の妨げになって転倒するリスクが高くなる ●ドレーンやチューブ類が事故抜去されると、再挿入や場合によっては再手術が必要になり患者さんへの負担が増す ●転倒によりけがをすると離床が進まなくなり回復の遅延につながる ●離床の前にドレーンやチューブ類の整理、ベッドサイドの環境整備、履物や寝衣の工夫をして転倒の原因になるものをあらかじめ取り除く ●常に患者さんを支えられる位置に立って離床を進める

4 ▶ 離床終了後のケア

●離床や歩行の終了後は、**下表**のケアを行います。患者さんの安全を守るために、最後までしっかり観察・ケアを行い、次回の離床に向けても意欲を高めるようかかわりましょう。

■離床終了後のケア

臥床までの確認	●病棟歩行など離床が終了し病室に戻ってきたら、患者さんがベッドに臥床するのを確認する 根拠 病室入り口からベッドまでは障害物も多く転倒の危険があるため。また途中で気分不快を起こす危険もあるため
ドレーン・チューブ類を戻す	●ベッドに患者さんが臥床したら、離床のため一時的に寝衣や点滴スタンドに移動させていたドレーンやチューブ類をベッドサイドの適切な位置に戻す ●点滴は指示された量がきちんと滴下しているか確認する 根拠 ドレーンやチューブ類、点滴療法が機能しなくなってしまうと治療の妨げとなるため
酸素療法の再開	●酸素療法を行っている患者さんでは、離床中一時中止していた酸素療法を再開する ●離床中に酸素ボンベを使用して酸素療法を継続していた患者さんでは、中央配管に切り替える 根拠 低酸素血症を防ぐため
問診、バイタルサイン測定	●離床中の痛みや気分不快を問診し、顔色や冷汗などがないか観察し、バイタルサインを測定する 根拠 異常の早期発見のため
創部、ドレーンの確認	●創部のドレッシングへのしみだし、ドレーンの排液の量と性状を確認する 根拠 術後出血の早期発見のため
ナースコールの準備	●ナースコールを患者さんの手元に置く 根拠 異常を感じたときにすぐに看護師を呼ぶことができるようにするため
患者さんへの声かけ	●離床ができたことに労いの言葉をかけ、次回の離床の計画を話し合う 根拠 患者さんの回復への気持ちを高めるため

第7章

実習でよく出合う
疾患別
周術期看護のポイント

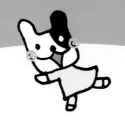

ここでは、周術期実習で
出合うことが多い疾患について
経過ごとの術後の看護の特徴と、
とくに注目したい観察ポイントとケアをまとめました。
疾患ごとにどんなことに注意が必要か
確認していきましょう。

肺がん

●肺がんの手術は、がんの進行度や病変部位によって術式が決まります。「開胸手術か胸腔鏡手術か」「肺の切除範囲」「術前の患者さんの身体の状態」によって、侵襲の程度や術後の回復過程が大きく異なります。

■術後看護の特徴

術後24時間以内	●術後24時間は術後出血が起こりやすい
術後1日目〜	●術後1〜2日目ごろ、「急性疼痛による早期離床の遅延」「深呼吸・咳嗽の抑制などによる無気肺、肺炎」などの合併症のリスクが高まる ●食事が開始されると、乳び胸（胸管から脂肪分を含んだリンパ球が漏れ、胸腔に貯留した状態）が起こることがある
術後2日目〜	●術後2〜3日目までに胸腔ドレーンからの排液と術後のエアリークがほとんどなくなり、残存肺の再膨張が図られる ●エアリークがなくなってきたら、残存肺の再膨張を促すために深呼吸や呼吸訓練を開始する
胸腔ドレーン抜去後	●胸腔ドレーンが抜去され、換気不全が改善されると日常生活を徐々に拡大でき、退院後の生活についてイメージしていくようになる

▶ 胸腔ドレーン管理

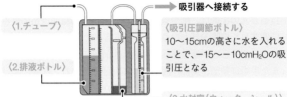

➡ **吸引器へ接続する**

〈1.チューブ〉

〈吸引圧調節ボトル〉
10〜15cmの高さに水を入れる
ことで、−15〜−10cmH₂Oの吸
引圧となる

〈2.排液ボトル〉

〈3.水封室（ウォーターシール）〉

■観察ポイント

呼吸性変動の有無 （上図1、3を観察）	● 患者さんの呼吸に合わせてチューブ内の排液や上図3の水封室の水面が変動するか観察する ● 変動がない場合、ドレーンの閉塞が考えられる ● ドレーンが屈曲していないか、患者さんの体の下に入ってしまっていないか確認し、ミルキングを行いチューブ内の閉塞を除去するなどしても呼吸性変動がないときは、すぐに医師に報告する
排液の量と性状 （上図2を観察）	● 血性、淡血性、漿液性、膿性、乳びなどの性状を観察し記録する ● 術後の排液は一般的に血性、淡血性と徐々に色が薄くなり量も減少していく。血性の排液が100mL/時以上みられる場合は術後出血を疑い、バイタルサインの測定と同時に医師に報告する
エアリークの有無 （上図3を観察）	● 術後のエアリーク（胸腔内から空気が漏れていること）は、手術したことによって起こり、通常は術後数日で止まる ● エアリーク（水封室の水のなかの気泡）がみられたら、まずはドレーンの接続部が外れていないか確認する ● 患者さんに深呼吸、発声、咳嗽をしてもらい、どの時点でエアリークが起こるのか観察し記録する
皮下気腫の有無	● 皮下気腫は自然に吸収されるが、広がるときには何らかの問題が起こっている可能性があるため、皮下気腫の範囲をマーキングして記録に残し変化を観察する

食道がん

● 食道がんの手術は、肺や気管、脊椎、および心臓血管系の臓器に囲まれた縦隔深部という解剖学的に制約がある部位の手術であることから、手術は難易度が高く長時間に及びます。

● また手術は頸部、胸部、腹部に及ぶ範囲で行われ、開胸により肺の虚脱があることなど、術後合併症が起こりやすく侵襲の大きい手術として知られています。

■ 術後看護の特徴

術後24時間以内	● 術直後は、気管挿管チューブ、胃管が挿入されていることがある。頸部と腹部に吻合部ドレーンが挿入されており、胸腔ドレーンが挿入されて低圧持続吸引がされている ● 術当日から24時間以内は術後出血が起こりやすい
術後数日	● 手術操作によって反回神経が障害されると**反回神経麻痺**が起こり、嗄声や嚥下障害、両側の神経麻痺であれば呼吸困難が起こるため、術後の抜管から注意が必要である ● 咳嗽反射が弱くなり自力で排痰できなくなることから、術後数日以内に無気肺や肺炎が起こることがある
術後3～4日目ごろ	● 虚脱した肺が拡張しエアリークがなくなり、排液量**200mL/日以下**をめやすに胸腔ドレーンが抜去される[1]
術後1週間程度	● 手術後1週間は縫合不全の徴候や症状に注意する必要がある。また、このころから経口摂取が開始となる ● 経口摂取が開始となることで誤嚥性肺炎を起こすことがあるため、注意が必要である。頸部と腹部の吻合部ドレーンも、経口摂取が開始となって排液の量と性状に変化がなければ抜去される
リハビリテーションのポイント	● 1日数回に分けて少量ずつ食事を摂る方法や食後の注意事項などを習得していく ● 咽頭を合併切除している場合には、食道発声や口唇の動きでコミュニケーションがとれるような訓練をしていく

〈引用〉1. 竹林克士、坪佐恭宏、島田理子, 他：胸部食道癌切除後の胸腔ドレーン排液量の検討. 日外科系連会誌 2016；41（4）：553-558, https://www.jstage.jst.go.jp/article/jjcs/41/4/41_553/_pdf（2020/07/07アクセス）

▶ 術後肺炎、無気肺の予防

■原因

- 食道がんの患者さんは長期にわたって喫煙している人が多く、術前から呼吸障害があることが多い
- 食道がんによる通過障害により術前から低栄養状態である
- 食道がんの手術では胸部と上腹部の切開が行われるため、術後の呼吸運動が抑制される。また肺が虚脱するため無気肺が起こりやすい
- 気管や気管支の周囲のリンパ節を切除することにより気管や気管支への血流が低下し、それが要因となって痰を出しにくい状態が発生する
- 生理的な咳嗽反射が術後一次的に消失するため、**有効な咳ができない**
- 反回神経麻痺が起こると**声門の閉鎖障害**を起こし、有効な咳ができない。加えて誤嚥も引き起こす

■看護のポイント

- 術前から呼吸訓練を行い、口腔内の清潔を保つために1日3回の食後の歯磨きに加え数回の口腔ケアを実施する
- 術前からの栄養管理と、糖尿病の既往がある患者さんには**血糖コントロール**を徹底する
- 術後は痰の排出を促すが、縫合不全を起こさないように不用意に強い咳嗽をしないように説明する
- 肺の聴診を行い痰が貯留している箇所を想定し、体位ドレナージを行い、自己排痰が困難であれば吸引で痰を除去する
- 無気肺があれば、聴診での呼吸音は減弱、あるいは消失する
- 術前から行っている呼吸訓練や深呼吸を促す
- 疼痛をコントロールし早期離床を促す

胃がん

● 胃がんの手術は、がんの進行度や病変部位によって切除範囲や切除後の再建方法が選択されます。また進行がんでは、膵尾や脾臓の切除も行われます。

● いずれの手術にも共通して出現する合併症と、切除範囲や再建方法の違いによって出現する合併症があるため、どこをどう切ってつないだのかを熟知する必要があります。

■ 術後看護の特徴

24時間以内	● 術後24時間は術後出血が起こりやすい
術後1日目〜	● 術後1〜2日目ごろ、胃管からの排液がコーヒー残渣様（ざんさよう）となり、量も減少すると抜去される ● 上腹部に創部があることにより、創痛による咳嗽、深呼吸の抑制などによる無気肺のリスクが高まる
術後3日目〜	● 術後3〜4日目ごろに排ガスがみられ腸蠕動が回復すると経口摂取が開始される。経口摂取が開始されると、とくに胃全摘や幽門側胃切除をした患者さんではダンピング症候群が起こることがある。ダンピング症候群には、食後20〜30分以内に起こる早期ダンピング症候群（動悸、めまい、冷汗など）と、食後2〜3時間で起こる後期ダンピング症候群（頭痛、倦怠感、冷汗など）がある。腹腔内ドレーンは排液の性状と量に変化がなければ、この時期に抜去される ● 術後4〜10日目までは、消化管吻合部の縫合不全の徴候や症状に注意する必要がある
術後5日目〜	● 術後5〜14日目までは腹腔内膿瘍（のうよう）が起こることがあり、また膵尾や脾臓を切除している場合には膵液瘻が起こりやすくなる ● 術後6〜14日目までは、迷走神経切除による胆嚢運動の低下から急性胆嚢炎（けんたいかん）を起こすことがある ● 経口摂取開始4〜5日（術後7〜9日目）ごろに吻合部の浮腫による狭窄から吻合部通過障害が起こることがある

ビルロートⅡ 法実施者の 注意点	●輸入脚に停滞していた胆汁や膵液が一気に胃に流れ込む輸入脚症候群が起こることがあり、嘔気や胆汁性の嘔吐がみられる
胃全摘や噴門 側胃切除患者 の注意点	●逆流性食道炎が起こりやすくなるため、1日数回に分けて少量ずつ食事を摂る方法や食後の注意事項などを習得し、日常生活に取り入れていく準備をしていく
それ以降長期 にわたるもの	●カルシウム吸収障害による骨粗鬆症や、ビタミンB₁₂吸収障害による貧血が起こることがある

▶ 縫合不全の早期発見

■ 原因と症状、観察

- ●縫合不全とは生理的な創の癒合が何らかの原因で障害され、手術創の一部または全部が離開してしまう状態をいう
- ●全身的な原因には、術前からの栄養状態の低下、糖尿病の既往などによる代謝障害、局所的な原因としては、血行障害、感染などがある
- ●発熱、頻脈、創部の発赤・腫脹、創痛、腹痛、気分不快、白血球の増加、CRPの上昇などがみられる
- ●バイタルサインを測定し、発熱や頻脈が起こっていないか、腹痛や気分不快を問い、創部の状態を観察する
- ●ドレーンからの排液の量や色、性状、においを観察する
- ●血液データから感染徴候がないか確認する

■ 看護のポイント

- ●術前から栄養状態を管理する。とくに術前は検査等で絶食となることが多いため、効率よく栄養が摂れるよう援助する
- ●糖尿病の既往がある場合には術前から血糖のコントロールを厳重に行う

胃がん

第7章

膵がん

●膵頭十二指腸切除術では、複数の臓器を合併して切除します。そのため非常に複雑で侵襲の大きい手術であり、またさまざまな術後合併症を起こすリスクがあります。

■ 術後看護の特徴

術後 24時間 以内	●術直後は、主膵管内に膵管ドレーン、膵上縁、膵下縁、胆管空腸吻合部（腹腔内）にドレーンが留置されている。また栄養管理のために空腸内に腸瘻チューブが留置されている ●術後24時間は術後出血、とくに吻合部出血が起こりやすい。また術後数日〜数週間後にも膵液瘻により動脈が破れ腹腔内出血を起こすリスクがある
術後 3日目〜	●術後3〜5日目ごろには排ガスがあり、腸蠕動が回復すると飲水が始まる ●術後3〜6日目には創感染のリスクが高まる
術後 6日目〜	●術後6〜10日目ごろ食事が開始される。食事が開始されると腸瘻チューブが抜去される
術後 7日目〜	●術後7日目ごろ胆汁瘻、膵液瘻がなければドレーンが抜去される。また、縫合不全の徴候や症状に注意する必要がある
術後早期〜 数週間以内	●膵液瘻、腹腔内膿瘍、敗血症、胆管炎、胃内容排泄遅延などの術後合併症が起こることがある
術後 数年間	●術後数年間は、インスリンの分泌量の減少から糖尿病に注意する。また膵液の分泌が減少することによる脂肪肝に注意する

▶ 膵液瘻の早期発見

■ 原因、症状

- 膵腸吻合部の縫合不全が起こることによって、膵臓が分泌する消化液である膵液が吻合部より漏れる膵液瘻が生じる
- 漏れた膵液が消化液や胆汁と混じることにより、または細菌感染により活性化されることで自己消化を起こして周囲組織の障害を引き起こす。組織融解による血管破綻を起こすと腹腔内出血を起こし、感染性膵液では腹腔内膿瘍や敗血症を引き起こす[1]
- 膵液瘻から腹腔内膿瘍を起こすと激しい腹痛を訴える。嘔気や嘔吐、呼吸が浅くなることがある
- バイタルサインを測定し、発熱や頻脈が起こっていないか確認する

■ ドレーン管理

- 腹腔内ドレーンの排液の性状を観察し（**下表**）、異常を発見した際はすみやかに報告する
- 膵液瘻を確認するために排液のアミラーゼ値を測定する
- 腹腔内出血を早期に発見するため、また腹腔内膿瘍を形成しないためにも有効にドレナージができるようドレーンの屈曲や閉塞がないか常に確認する
- 膵管ドレーンからの排液が停滞した場合はドレーンの屈曲や閉塞がないか確認し、なければ膵液瘻を疑う
- 膵管ドレーンからの排液は、正常では無色透明である。排液が白濁している場合は不完全外瘻が疑われる。不完全外瘻とは膵液が完全にドレナージされ体外に排出されず、吻合部を通過して一部消化管に流出していることをいう

■ 注意したい腹腔内ドレーン排液の性状

性状	褐色からワインレッド	黄白色で粘稠度が高い	血性	膿性
疑われる異常	●膵液瘻	●感染	●腹腔内出血	●腹腔内膿瘍

〈引用〉1. 山上裕樹：安全な膵頭十二指腸切除術. 2010年（平成22年）度前期日本消化器外科学会教育集会 2010：1-12. https://www.jsgs.or.jp/cgi-html/edudb/pdf/20100001.pdf（2020/07/07アクセス）

膵がん

第7章

大腸がん

● 大腸がんの手術は、がんの進行度や病変部位によって切除範囲や術式が決まります。上部直腸がんやＳ状結腸がんでは、肛門括約筋を温存する術式が選択されますが、下部直腸がんでは人工肛門が造設されることがあります。

● 大腸がんの手術はいずれの手術においても排便障害への看護が社会復帰に向けて重要となります。

■ 術後看護の特徴

● 腹会陰式直腸切断術（マイルズ手術）の場合でまとめています。

術後24 時間以内	● 術中から出血量が多く、術後出血も起こしやすい。術後出血を起こすとショックになるリスクがある
術後 2日目〜	● 会陰部の死腔に滲出液がたまりやすく感染を起こす原因となるが、ドレナージが適切に行われていれば術後2〜3日で会陰部のドレーンは抜去される
術後 3日目〜	● 術後3〜4日目ごろに排ガスがみられ腸蠕動が回復すると、経口摂取が開始される ● 術後3〜7日目ごろは、直腸周囲にある排尿に関する神経が損傷されることにより、術後の排尿障害が起こる。そのため術後の膀胱留置カテーテルは蓄尿機能、排尿機能の様子を見ながら抜去される
術後 4日目〜	● 術後4〜5日目ごろは、ストーマの浮腫が著明で傷つきやすい状態である
術後 7日目〜	● 術後7日程度ごろ、ストーマ造設部の離開、ストーマの陥没が起こることがある
社会復帰 に向けて	● ボディイメージの変化を受け入れ社会復帰に向けストーマのセルフケアや、下痢・便秘を予防する食事の摂りかたや食品の選びかたなどを学んでいく
その他の ポイント	● 後腹膜の損傷範囲が広いため、術後早期にイレウスを起こしやすい ● 腹会陰式直腸切除術では腹部正中創、会陰部創、ストーマ縫合部に創ができるため術後の創痛が強く早期離床を妨げることもある

▶ 術後創感染の予防

■原因

- ●大腸には細菌が多いため、術前の腸内容物の除去がしっかりできていないと術後の創感染を引き起こす原因となる
- ●不十分な術後ドレナージは、感染の原因となる

■術前処置

- ●手術前日にはシャワー浴を行い皮膚の常在菌をできるだけ少なくし、臍垢も除去しておく
- ●水分を多めに摂取し、下剤の内服を行う
- ●手術の3日前から低残渣食とする
- ●手術当日の朝に浣腸を行う

■ドレーン管理

- ●腹会陰式直腸切断術では会陰部に創ができ、そこには直腸や肛門を摘出したあとの死腔ができる。この死腔には滲出液がたまりやすく、排出されず貯留し続ければ感染を引き起こすため、排液がされているか確認する
- ●ドレーンからの排液の有無、性状、量を観察し記録する。感染徴候がなければ、術後5日目ごろには抜去される
- ●ドレーンの挿入部の痛み、皮膚の発赤、腫脹、熱感がみられるときは、炎症や感染を疑う
- ●排液がない場合は、ドレーンの閉塞や屈曲がないか確認し、ミルキングなども実施する
- ●ドレーン挿入部を汚染しないように注意し、またドレーンの排液バッグ内の排液を廃棄する際は清潔操作で実施する
- ●ドレーンの排液バッグをドレーンの挿入部より高い位置に持ち上げることで逆行性感染を引き起こすため、挿入部より高い位置には絶対に持ち上げない

大腸がん

第7章

▶ ストーマ造設患者の看護

■ ストーマサイト-マーキング

●ストーマサイト-マーキングとは、術前にストーマを造るべき位置を体表面に選定して印をつけることである
●ストーマの位置は患者さんにとって自己管理がしやすい位置であり、かつその人の日常生活行動を妨げない位置であることが重要である
●ストーマサイト-マーキングの基準は、**クリーブランドクリニックの基準（下図）**が一般的に用いられている[1]
●同基準にあてはまらない体型の人もいることから、下記のような新しいマーキングの基準も考案されている[1]
1. 腹直筋を貫通させる
2. あらゆる体位（仰臥位、座位、立位、前屈位）で、しわ、瘢痕、骨突起、臍を避ける
3. 座位で患者自身が見ることができる
4. ストーマ周囲に平面の確保ができる

■ ストーマのセルフケア

●ストーマのセルフケアについて、患者さんが学習することは以下の6つである
1. 排便のパターン
2. ストーマ装具の取り扱いかた、装着方法
3. ストーマ周囲の皮膚を清潔に保つ方法
4. ストーマ装具内にたまったガスや便の排出方法
5. 入浴のしかた
6. 社会資源の活用方法

■ クリーブランドクリニックの基準

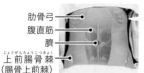

肋骨弓
腹直筋
臍
上前腸骨棘
（腸骨上前棘）

❶臍部より低い位置
❷腹部脂肪層の一番高い位置
❸腹直筋を貫く位置
❹皮膚のくぼみ・しわ・瘢痕・上前腸骨棘の近くを避けた位置
❺本人が見ることができるセルフケアのしやすい位置

〈引用文献〉1. 北島政樹、江川幸二：系統看護学講座　別巻　臨床外科看護各論第9版, 医学書院, 東京, 2019：346-347.

乳がん

● 近年、乳がんの手術は美容面や生活の質を重視する考えから乳房温存手術が選択されることが多くなりましたが、病態によっては乳房切除術を余儀なくされることもあります。

● 乳房の喪失はボディイメージの変化や自尊心の低下をまねき、精神的に大きな苦痛が生じます。

■ 術後看護の特徴

術直後	● 創部ドレーン、膀胱留置カテーテルが留置されている ● 術当日から24時間以内は術後出血が起こりやすい
術後 1日目〜	● 術後1日目に膀胱留置カテーテルは抜去され歩行が可能となるほか、経口摂取が可能となる ● 術後数日は強い創痛と創部の保護による圧迫で呼吸、咳嗽がしにくい状態にあり呼吸器合併症のリスクが高まる。ドレーンは排液が20〜50mL/日程度で抜去される
リハビリ テーション について	● 手術当日から患側の肘、手指の屈伸運動が開始される ● その後、徐々に患側肩関節の動きや日常生活行動を拡大していく

■ リンパ浮腫の予防

● 手術で腋窩のリンパ節が広範囲に切除されることによって起こる
● リンパ液を貯留させないよう、腋窩に留置されているドレーンの閉塞や屈曲に注意を払う
● 臥床時には患側上肢の下にクッションなどを入れ心臓の高さより上に挙上する
● 患側上肢を末梢から中枢に向かってマッサージする
● 患側上肢のリハビリテーションは術後早期から開始されるが、過度な運動はリンパ液の貯留の原因となるため運動量を調節する

前立腺がん

● 前立腺がんの手術は、ロボットによる手術が行われるようになり従来の開腹手術より創が小さく出血量も少ないことから低侵襲な手術です。また視野が拡大することにより、正確な吻合ができ筋肉や神経の損傷も少なくなることから、術後の尿失禁や勃起障害の回復も期待できるようになりました。

■ 術後看護の特徴

● 前立腺は血流が豊富なため、術後24時間以内は術後出血が起こりやすい
● 術後2〜3日目ごろに創部のドレーンが抜去される
● 術後3日目ごろに術後感染の徴候が現れる
● 術後3〜4日目ごろに創痛を感じ、また強い尿意を感じる
● 一般的な手術では膀胱留置カテーテルは手術の翌日か2〜3日中には抜去されるが、前立腺全摘除術では一度切断した膀胱と尿道をつなぐため、創部の安静のために術後7日ほどカテーテルを留置する
● 膀胱留置カテーテル抜去後に腹圧性尿失禁を起こす。また、膀胱と尿道の縫合部が硬結や狭窄することによる尿閉が起こる。尿道膀胱造影後、問題がなければ7〜9日で膀胱留置カテーテルは抜去される
● まれに、術中から直腸損傷、尿管損傷などの合併症が起こることがある
● 退院後に勃起障害、射精障害、尿道狭窄などの合併症がみられる

■ 尿失禁への看護

● 術後しばらくは尿意を感じなくなったり、腹圧がかかったときに尿失禁が起こったりすることがある。通常は数か月で改善する
● 術前から骨盤底筋運動について説明し、早期から実施し、退院後も継続するように指導する
● 尿失禁を気にすることから水分摂取を控えてしまうことがあるが、尿路感染予防のためにも水分摂取を心がけるよう指導する
● 尿失禁があるため、陰部の清潔に努めるよう説明する

- 高齢者が歩行できなくなることは、引きこもりや寝たきりにつながり生活の質が低下するリスクがあります。
- 人工股関節全置換術は疾患や外傷等で損傷した股関節を人工の股関節に取り替える手術で、高齢者の骨折だけでなく、変形性股関節症や関節リウマチなどの患者さんのQOLを高めることができ、実習ではよく受け持つ術式です。
- 術後の早期離床が可能であるため、とくに高齢者では術後の長期安静による筋力の低下や肺炎、褥瘡、認知機能低下を予防できるという利点があります。

■ 術後看護の特徴

- 術直後は、膀胱留置カテーテル、創部ドレーンが挿入されている
- 術当日から24時間以内は術後出血が起こりやすい
- 術後1日程度で創部ドレーンと膀胱留置カテーテルが抜去される
- リハビリテーションとして術後1日目から車椅子へ移乗したり、状態によっては立位になることもできる

〈その他のポイント〉
- 術後ベッド上では、外転枕と呼ばれる枕を両足の間に挟み、関節の脱臼を予防する（P.112 **上図**）
- 下肢の運動ができないうちは、深部静脈血栓症予防のためにフットポンプや弾性ストッキングを装着する

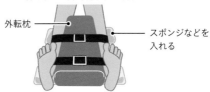

仰臥位で外転枕使用の場合

外転枕

スポンジなどを
入れる

▶ **術後脱臼の予防**

● 人工股関節全置換術を行った下肢の脱臼を避けるために、脱臼
のリスクが高まる動作を熟知しておく必要があります（**下図**）。

■ **人工股関節全置換術での手術アプローチの種類と禁忌**

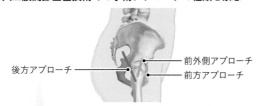

後方アプローチ

前外側アプローチ
前方アプローチ

〈後方アプローチ〉
● 股関節の屈曲、内転、内旋方向
への動きは禁忌である。
禁忌の動きの例：
和式トイレ
での排泄

〈前方アプローチ〉
● 股関節の伸展、内転、外旋方向
への動きは禁忌である
禁忌の動きの例：
高いところのも
のを取ろうとす
る動き

創部ドレッシングと尿の性状の観察

資料

■創部ドレッシング（ガーゼの場合）の性状の観察

血性	淡血性	淡々血性	漿液性

■尿の性状の観察

正常

混濁尿

● 黄白色混濁尿
● 膿尿

● 乳び尿

血尿

● 顕微鏡的血尿

● 肉眼的血尿

機器・ルート別 観察・ケアのポイント

▓▓ 術直後（術当日）の患者さんについている機器・ルート類

酸素
- 医師が指示したSpO$_2$値を維持できるように酸素流量を調節する
- 酸素を使用しなくてもその値が維持できるようになれば終了となる
- 術後1日目には終了することが多い

点滴（輸液ポンプ）
- 術後徐々に輸液量が減っていく
- 点滴刺入部やルート接続部からの感染に注意する
- 感染予防の観点から、術後72～96時間の間に点滴ルートを交換する

自動血圧計

胃管
- 出血や排液が少なくなれば抜去する
- 術後2～3日で抜去することが多い

硬膜外麻酔
- 術後2～3日程度で抜去する
- 抜去後創痛が増強する可能性がある

心電図モニタ

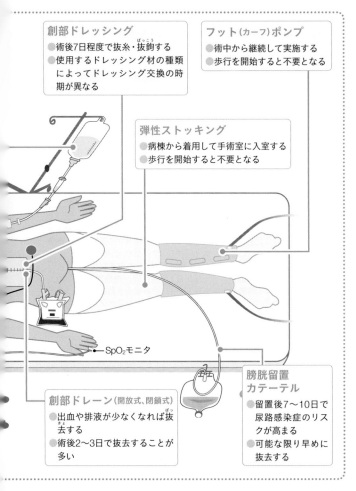

創部ドレッシング

● 術後7日程度で抜糸・抜鉤する
● 使用するドレッシング材の種類によってドレッシング交換の時期が異なる

フット(カーフ)ポンプ

● 術中から継続して実施する
● 歩行を開始すると不要となる

弾性ストッキング

● 病棟から着用して手術室に入室する
● 歩行を開始すると不要となる

SpO₂モニタ

膀胱留置カテーテル

● 留置後7～10日で尿路感染症のリスクが高まる
● 可能な限り早めに抜去する

創部ドレーン(開放式、閉鎖式)

● 出血や排液が少なくなれば抜去する
● 術後2～3日で抜去することが多い

■機器・ルート別　観察・ケアのポイント早見表

機器・ルート類	観察ポイント	ケアのポイント
点滴（輸液ポンプ）	●**術直後～術後3日目**：指示された流量であるか、点滴刺入部の痛みや発赤、腫脹、点滴の漏れ、静脈炎の有無（点滴刺入部から中枢側の静脈に沿って痛みや発赤がないか）	●**術直後～術後3日目**：体動によって点滴が事故抜去されないように、ルート類は手に触れない位置に配置する。ルート類の閉塞や事故抜去、褥瘡の原因となるため、ルート類が身体の下に入らないようにする
酸素	●**術直後**：全身麻酔による呼吸抑制の早期発見（舌根沈下の有無、SpO_2や呼吸回数、チアノーゼの有無）、流量が指示どおりか、必要時には加湿ボトル内の滅菌蒸留水が規定量で満たされているか、チューブの屈曲や閉塞などがなく、酸素マスクや鼻カニューレから問題なく酸素が供給されているか ●**術直後～術後3日目**：酸素化が十分であるか、SpO_2や呼吸回数、呼吸困難やチアノーゼの有無。流量やマスク・チューブの観察は「術直後」から継続	●**術直後**：気道閉塞を防止するために吸引を行う。覚醒を促すために覚醒刺激を与える。舌根沈下がある場合には、枕を外した頭部後屈の姿勢で気道を確保する。術直後は酸素マスクやベンチュリーマスクを用いた酸素投与を行う ●**術直後～術後3日目**：呼吸器合併症を予防する呼吸法を行う。セミファウラー位で膝の下に枕を入れて膝を曲げ、鼻から息を吸って吸気の最後に少し息を止める（息こらえ）。呼気時は口をすぼめて息を長く吐き出す（口すぼめ呼吸）。呼吸機能の回復に応じて、食事が可能な鼻カニューレに変更する

機器・ルート類	観察ポイント	ケアのポイント
心電図モニタ	●**術直後〜術後3日目**：心拍数の観察と変動およびその原因のアセスメント、心電図モニタの異常波形の有無や出現頻度	●**術直後〜術後3日目**：ペースト貼付部位に皮膚トラブルがある際は貼り替える。不整脈が出現した場合には、血圧を測定して体内循環が維持できているか確認する。心電図モニタを過信しすぎず、バイタルサイン測定を適宜行う
自動血圧計	●**術直後〜術後3日目**：血圧の観察、およびその変動と原因のアセスメント、血圧測定による痛みや発赤などの皮膚トラブルの有無	●**術直後〜術後3日目**：同じ部位で測定し続けると皮膚トラブルを生じやすいため、定期的に測定部位を変えて皮膚トラブルを防止する。自動血圧計で異常値が出現した際は必ず手動で血圧測定を実施する
SpO₂モニタ	●**術直後〜術後3日目**：SpO₂の観察と変動およびその原因のアセスメント。SpO₂の正常値は95〜100％で、90％以下の場合は呼吸不全を疑う	●**術直後〜術後3日目**：挟み込み式の場合、圧迫による皮膚トラブルの有無を確認する。貼付式の場合には、センサ部の発熱による低温やけどに注意する。循環動態が不安定な場合には正確に測定できないので測定部位を変更したり、末循環不全がある場合には装着部位を温める
胃管	●**術直後〜術後3日目**：排液量や排液の性状（色、におい、粘稠度など）、チューブによる圧迫で鼻腔の痛みや発赤など皮膚トラブルの有無、管の詰まりがないか、流出量や管内の固化の有無	●**術直後〜術後3日目**：胃管の排液用バッグは、胃への内容物の逆流を防ぐために胃よりも低い位置に置く。流出が悪い場合や詰まっている場合にはミルキングを行う。定期的に排液を廃棄する

機器・ルート類	観察ポイント	ケアのポイント
創部ドレーン	◉**術直後〜ドレーン抜去まで**：排出物の性状（量や色、におい、粘稠度など）、閉鎖式ドレーンの場合指示どおりの陰圧がかかっているか、ドレーンの屈曲・閉塞、接続部の外れの有無、固定位置のずれの有無や程度、事故抜去の有無を観察、刺入部や固定部周囲の痛みや発赤などの皮膚トラブルの有無 ◉**術直後**：排液は血性または漿液性 ◉**術後1〜3日目**：排液は徐々に赤みが減少して漿液性に変化。開放式ドレーンの場合発熱など感染徴候の出現の有無	◉**術直後〜ドレーン抜去まで**：固定用のテープによる皮膚トラブルに注意する。清拭の際にはテープを剥がして部位を変えて再度貼付する。貼付するときにはドレーンを引っ張らないように注意する。ドレーンに側孔がある場合、側孔が刺入部よりも外に出ていないか位置を確認する（側孔が刺入部よりも外に出ていると効果的に排液ができないため）
創部ドレッシング	◉**術直後〜術後3日目**：ガーゼの場合は、ガーゼの上層への血液や滲出液のしみだしの有無や性状・量。フィルムドレッシング材の場合は、創部の発赤や創の離開の有無	◉**術直後**：ガーゼの場合は、左記の観察後、過剰な滲出液のしみだしがない場合には、創部の保護のためにガーゼを外したりめくったりしないようにする。創部を直接観察するためにガーゼを外した場合は新しいガーゼに交換する ◉**術後1〜3日目**：ガーゼの場合は、ガーゼを交換し、必要時創部の洗浄を行う。ドレッシング材の場合は指示があるまで剥がさない

機器・ルート類	観察ポイント	ケアのポイント
硬膜外麻酔	●疼痛コントロールが適切にされているか、痛みの程度（NRS、フェイススケールなど）、薬剤の効果が強い場合には血圧低下や徐脈、意識レベルの低下が出現することがあるのでバイタルサイン・意識状態も観察する。刺入部からの出血やカテーテル留置の長さ、テープの貼付部位の皮膚トラブル（かゆみや発赤、びらんなど）も観察する	●**術直後**：固定のためのテープは剥がれないようにしっかりと固定する
膀胱留置カテーテル	●**術直後～術後3日目**：尿量（成人の基準値1日約1,000～2,000mL、1～1.5mL/kg体重/時。術後は利尿期に入るまで、0.5mL/kg体重/時の尿量があることを確認する）、尿の性状（色や混濁の有無）	●**術直後～術後3日目**：留置中は、1日1回は陰部洗浄を行い陰部やカテーテルの清潔を保持する。外尿道口に過度な圧迫がかかっていないか確認し、必要時カテーテルの固定位置を変える。留置期間が長くなればなるほど尿路感染症を起こしやすくなるので、病状などをアセスメントして早期に抜去できるように援助する
弾性ストッキング・フット（カーフ）ポンプ	●**術直後～離床まで**：下肢周囲径の左右差や急激な増加の有無、下肢の疼痛や発赤、ホーマンズ徴候の有無、弾性ストッキングやフットポンプによる皮膚トラブルの有無	●**術直後～離床まで**：下肢の自動的運動、足関節の背屈・底屈運動を行い、下肢の筋肉ポンプ作用により静脈還流を増加させる。疼痛が強く自動運動が困難な場合には、他動的に動かす

検査基準値一覧

■血液検査：血球数算定

検査項目	基準値	どのようなときに行う検査か
白血球数 （WBC）	●成人：4,000〜8,000/μL ●小児：5,000〜13,000/μL ●幼児：5,000〜18,000/μL ●新生児： 　9,000〜30,000/μL	●発熱のあるとき ●血液疾患を疑うとき ●抗がん剤治療後のとき ●ルーチン検査のとき
白血球分画	●好中球：40〜60% ●リンパ球：30〜45% ●好酸球：3〜5% ●単球：3〜6% ●好塩基球：0〜2%	●白血球数の増加、減少が認められたとき
赤血球数 （RBC）	●男性： 　$430〜570×10^4$/μL ●女性： 　$380〜500×10^4$/μL	●息切れなどから貧血を疑うとき ●貧血の治療中のとき ●急性出血があるとき ●ルーチン検査のとき
ヘマトクリット値(Ht)	●男性：39〜52% ●女性：34〜44%	
ヘモグロビン(Hb)	●男性：13.5〜17.5g/dL ●女性：11.5〜15.0g/dL	
血小板 （PLT）	●$15〜34×10^4$/μL	●出血傾向があるとき ●術前検査のとき ●抗がん剤治療後のとき ●ルーチン検査のとき

■血液検査：凝固線溶系

検査項目	基準値	どのようなときに行う検査か
出血時間	●1〜3分（Duke法） ●1〜8分（Ivy法）	●血小板の数やその止血機能などの異常を調べるとき ●手術時の異常出血を予測するとき
プロトロンビン時間（PT）	●9〜15秒 ●活性：70〜100%	●出血傾向があるとき ●ワルファリン投与中のとき
活性化部分トロンボプラスチン時間（APTT）	●25〜45秒	●急性肝炎のとき ●術前検査のとき
トロンボテスト（TT）	●70〜130%	●ワルファリンの効果をモニターするとき
ヘパプラスチンテスト（HPT）	●70〜130%	●ビタミンK欠乏状態を評価するとき ●肝疾患を評価するとき ●播種性血管内凝固症候群（DIC）を評価するとき ●凝固因子欠乏症を評価するとき
フィブリノゲン（Fg）	●155〜415mg/dL	●播種性血管内凝固症候群（DIC）を疑うとき ●播種性血管内凝固症候群（DIC）の治療中のとき
フィブリン・フィブリノゲン分解産物（FDP）	●5μg/mL未満	
D-ダイマー	●1.0μg/mL（LPIA） ●0.5μg/mL（ELISA）	●深部静脈血栓症を疑うとき ●播種性血管内凝固症候群（DIC）を疑うとき
アンチトロンビンⅢ（ATⅢ）	●81〜123%	●肝機能障害を疑うとき ●播種性血管内凝固症候群（DIC）を疑うとき
トロンビン・アンチトロンビンⅢ複合体（TAT）	●3.2ng/mL以下	●播種性血管内凝固症候群（DIC）を疑うとき

■血液生化学検査：タンパク関連・含窒素成分

検査項目	基準値	どのようなときに行う検査か
総タンパク (TP)	●6.7〜8.3g/dL	●栄養状態を評価するとき、浮腫のあるとき、肝・胆障害を評価するとき、貧血と骨病変があるとき、ルーチン検査のとき
血清アルブミン (Alb)	●3.8〜5.3g/dL	
血清尿素窒素 (UN、BUN)	●8〜20mg/dL	●乏尿や浮腫などから腎機能低下を疑うとき、腎臓疾患の治療中のとき、ルーチン検査のとき
血清尿酸 (UA)	●男性： 3.8〜7.0mg/dL ●女性： 2.5〜7.0mg/dL	●関節炎などから痛風を疑ったとき、高尿酸血症や痛風の治療中のとき、抗がん剤治療後のとき、ルーチン検査のとき
血清クレアチニン (Cr)	●男性： 0.61〜1.04mg/dL ●女性： 0.47〜0.79mg/dL	●乏尿や浮腫などから腎機能低下を疑うとき、腎臓疾患の治療中のとき、ルーチン検査のとき
血清ビリルビン	●総ビリルビン： 0.2〜1.0mg/dL ●直接ビリルビン： 0.0〜0.3mg/dL ●間接ビリルビン： 0.1〜0.8mg/dL	●黄疸があるとき、重症肝障害があるとき
アンモニア (NH$_3$)	●40〜80μg/dL	●重症肝障害の人が意識障害を呈したとき

■血液生化学検査：電解質・金属

検査項目	基準値	どのようなときに行う検査か
血清ナトリウム (Na)	●137〜145mEq/L	●症状から脱水を疑ったとき、肺がんや脳疾患のとき
血清カリウム (K)	●3.5〜5.0mEq/L	●腎不全のとき、高血圧のとき、ルーチン検査のとき
血清カルシウム (Ca)	●8.4〜10.4mg/L	●悪性腫瘍や多発性骨髄腫のとき、骨の異常があるとき、慢性腎不全のとき、ルーチン検査のとき
血清鉄 (Fe)	●男性：50〜200μg/dL ●女性：40〜180μg/dL	●眼瞼結膜蒼白、ふらつき、労作時呼吸困難など、貧血を疑うとき
血清クロール (Cl)	●98〜108mEq/L	●酸塩基平衡異常の診断を行うとき
血清マグネシウム (Mg)	●1.7〜2.6mg/dL	●中心静脈栄養や腎不全患者に酸化マグネシウムを含む緩下薬が長期処方されているとき

〈引用・参考文献〉
1. 西﨑祐史, 渡邊千登世 編：ケアに生かす検査値ガイド 第2版. 照林社, 東京, 2018.
2. 浅野嘉延：アセスメントができるようになる！ 検査値まるわかりガイド. 照林社, 東京, 2020.

＊検査基準値は、文献や測定法、学校・施設によっても異なります。こちらの数値を活用する際には、あくまでも参考となる値としてご利用ください。

略語一覧

本書内に出てくるおもな略語をまとめています。

	略語	正式単語	意味	ページ
A	ADH	antidiuretic hormone	抗利尿ホルモン	66
	ADL	activities of daily living	日常生活動作	3
	Alb	albumin	アルブミン	19
	APTT	activated partial thromboplastin time	活性化部分トロンボプラスチン時間	20
	ARB	angiotensin II receptor blocker	アンジオテンシンII受容体拮抗薬	28
B	BUN	blood urea nitrogen	尿素窒素	81
C	Cr	creatinine	クレアチニン	81
	CRP	C-reactive protein	C反応性タンパク	87
D	DVT	deep vein thrombosis	深部静脈血栓症	73
H	Hb	hemoglobin	ヘモグロビン	19
	HPT	hepaplastin test	ヘパプラスチンテスト	20
	Ht	hematocrit	ヘマトクリット値	19

	略語	正式単語	意味	ページ
N	Na	natrium	ナトリウム	66
	NRS	numerical rating scale	数値的評価スケール	119
P	PLT	platelet	血小板数	20
	PT	prothrombin time	プロトロンビン時間	20
	PTE	pulmonary thromboembolism	肺血栓塞栓症	73
Q	QOL	quality of life	生活の質	11
R	RBC	red blood cell	赤血球数	19
S	SaO₂	saturation of arterial blood oxygen	動脈血酸素飽和度	47
	SpO₂	saturation of percutaneous oxygen	経皮的動脈血酸素飽和度	12
	SSI	surgical site infection	手術部位感染	47
T	TP	total serum protein	血清総タンパク	19
W	WBC	white blood cell	白血球数	87

索引

きゅうせい き じっしゅう つか
急性期実習に使える！

しゅうじゅつ き かん ご
周術期看護クイックノート

2023 年 4 月 15 日　第 1 版第 1 刷発行	著　者　北島　泰子 なか むら　みつ ひろ 　　　　中村　充浩
2024 年 3 月 10 日　第 1 版第 3 刷発行	発行者　有賀　洋文

発行者　有賀　洋文
発行所　株式会社　照林社
〒 112-0002
東京都文京区小石川 2 丁目 3-23
電　話　03-3815-4921（編集）
　　　　03-5689-7377（営業）
https://www.shorinsha.co.jp/
印刷所　大日本印刷株式会社

■ジャパン・コーマ・スケール
(Japan Coma Scale：JCS、3-3-9 度方式)

I 刺激しなくても覚醒している	
1	意識清明とはいえない
2	見当識障害がある
3	自分の名前、生年月日が言えない

II 刺激すると覚醒する	
10	呼びかけに容易に開眼する
20	刺激で開眼する(離握手など簡単な命令に応じる)
30	痛み刺激と呼びかけでかろうじて開眼する

III 刺激しても覚醒しない	
100	痛み刺激に対し、払いのけるような動作をする
200	痛み刺激で少し手足を動かしたり、顔をしかめる
300	痛み刺激にまったく反応しない

● 点数が大きいほど重症である。
● 例えば、「痛み刺激にまったく反応しない」ときは、「JCS300」と表す。